CONTRIBUTION A LA PHYSIOLOGIE

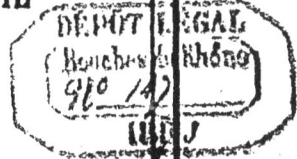

DE

L'INFLAMMATION

ET DE

LA CIRCULATION

Par le Professeur M. SCHIFF

TRADUCTION DE L'ITALIEN

PAR LE DOCTEUR

R. GUICHARD de CHOISITY

MÉDECIN-ADJOINT LES HOPITAUX DE MARSEILLE

PARIS

J.-B. BAILLIÈRE et FILS

Rue Hautefeuille, 19, près le boulevard Saint-Germain.

MADRID	LONDRES
CARLOS BAILLY-BAILLIÈRE	BAILLIÈRE, TINDALL AND COX

1873

PRIX : 3 FRANCS.

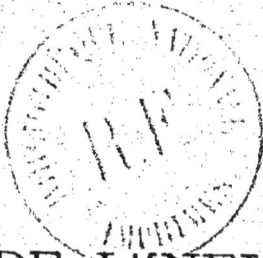

DE L'INFLAMMATION

ET

DE LA CIRCULATION

Marseille. — Imprimerie Centrale E. CAMOIN, rue Chevalier-Rose, 29.

CONTRIBUTION A LA PHYSIOLOGIE

DE

L'INFLAMMATION

ET DE

LA CIRCULATION

Par le Professeur M. SCHIFF

TRADUCTION DE L'ITALIEN

PAR LE DOCTEUR

R. GUICHARD de CHOISITY

MÉDECIN-ADJOINT DES HOPITAUX DE MARSEILLE

PARIS

J.-B. BAILLIÈRE et FILS

Rue Hautefeuille, 19, près le boulevard Saint-Germain.

MADRID	LONDRES
CARLOS BAILLY-BAILLIÈRE	BAILLIÈRE, TINDALL AND COX

1873

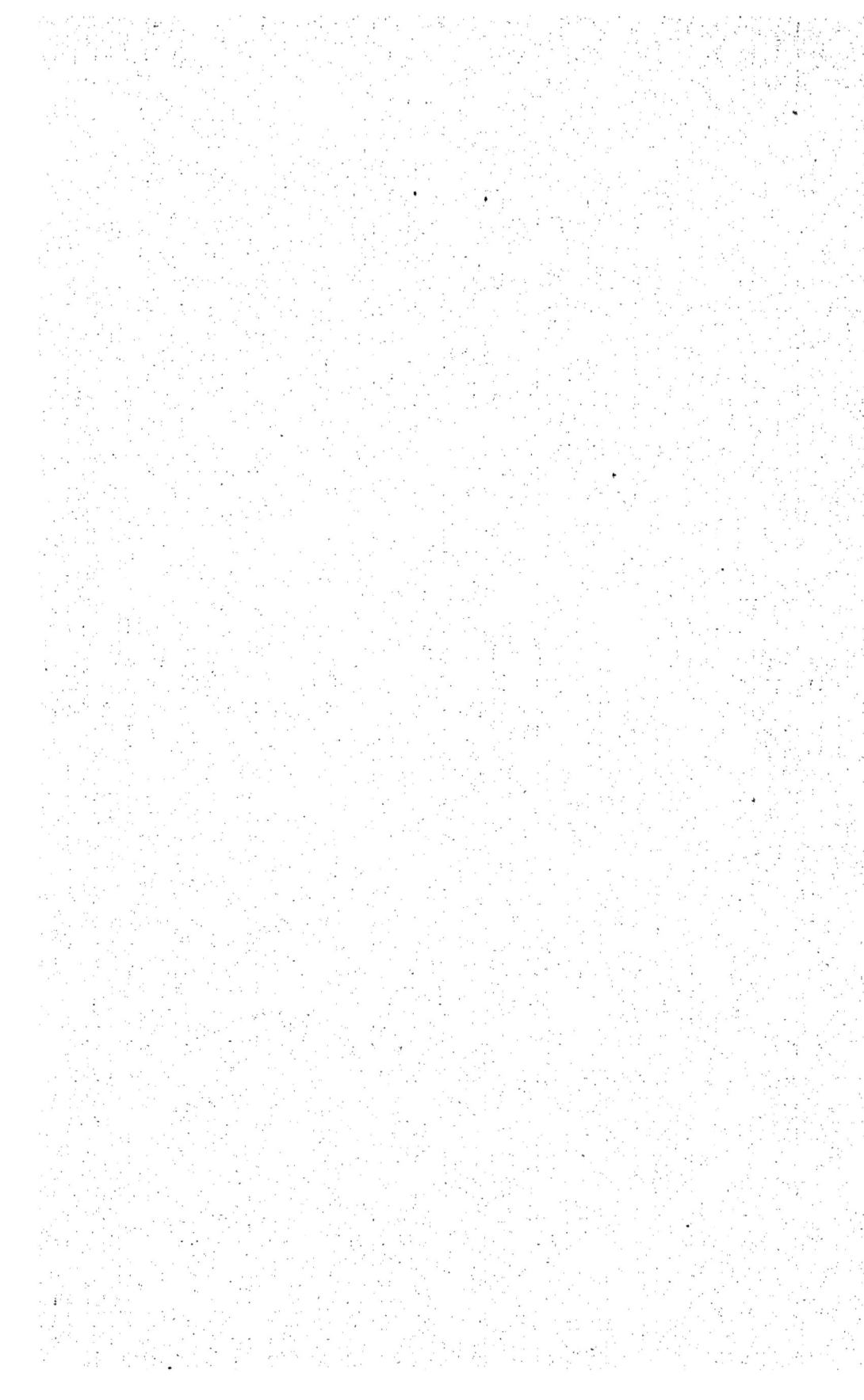

PRÉFACE

Dans une série de leçons professées, il y a quelques mois, à l'hôpital Santa-Maria-Nuova de Florence, le professeur M. Schiff s'est occupé de l'*Inflammation*, et l'a envisagée d'un point de vue peu ordinaire : Il nous a paru que ces pages italiennes, remplies d'idées originales et neuves, contenant le résumé des travaux d'un savant illustre, méritaient d'être traduites.

Notre intention première était de faire paraître ces leçons seules; mais les recherches nécessitées par ce travail et la bienveillance de l'éminent professeur, qui veut bien approuver et favoriser les efforts que nous faisons pour répandre ses idées dans notre pays, nous ont mis sur la trace de quelques autres mémoires, publiés par lui dans ces derniers temps, sur l'*Inflammation* et la *Circulation*. Ces deux questions, si étroitement liées et intéressant à un si haut point la science médicale, doivent aux travaux de notre Auteur d'avoir fait un pas immense. Nous avons donc été conduit à adopter un titre plus général, qui nous permettra de réunir dans un même ouvrage, dont nous donnons aujourd'hui la pre-

mière partie, les diverses recherches que M. Schiff pour-
suit en ce moment sur ce point de physiologie et dont il
nous a promis de nous tenir au courant (1).

« Ce sont des grains de sable que l'on accumule, mais
je ne désespère pas d'en cimenter, avec le temps, une
cellule qui pourra un jour être utilisée pour la ruche
de la pathologie rationnelle. » Cet espoir, exprimé par
M. Schiff dans une de ses lettres, et vers la réalisation
duquel il marche à grands pas, nous a fait penser que
notre traduction pourrait être de quelque utilité à la
science française.

Nous ne sommes pas de ceux qui croient à la déchéance
scientifique de la France (2); nous ne croyons pas que
sur ce terrain, nous ayons rien à envier à nos voisins,
pas plus au delà du Rhin, qu'au delà de la manche ou
des Alpes ; mais nous pensons que si, comme le dit avec
juste raison M. Fonsagrives (3), la médecine est la
science *humaine* par excellence, elle doit avoir de plus
vastes horizons que ne voudrait lui en accorder une

(1) M. Schiff nous écrivit le 10 mai : « J'espère que dans la première moitié de juin je serai définitivement établi dans le nouveau
laboratoire et que mes recherches y seront continuées avec assi-
duité. Le premier objet qui devra m'a attention, sera la circulation
dans la veine porte. »

(2) Nous profitons de l'occasion qui nous est offerte, pour nous
associer à la protestation de M. le professeur Chauffard, contre les
paroles prononcées par un de ses collègues à l'Académie de médecine, dans la préface de son ouvrage : *De la Fièvre traumatique, et
de l'Infection purulente.* Paris, J.-B. Baillière, 1873. — Voir le
compte-rendu de la séance du 18 avril 1871, dans le *Bulletin de
l'Académie de Médecine.* Tome XXXVI. p. 233.

(3) Préface de sa traduction du *Traité des Maladies de la poitrine,*
par WALSHE. Paris, 1870.

pareille compétition : elle ne doit pas avoir de nationa-
lité, elle doit être une et universelle (1). Les traductions
doivent remédier à la diversité des langues dans lesquelles la science médicale est écrite : nous les demandons de plus en plus nombreuses, désirant que les
traducteurs nous fassent profiter de tous les travaux
importants, quel que soit le sol qui les ait produits, et
n'aient pas toujours, suivant la tendance actuelle, les
yeux fixés seulement vers les universités allemandes.
Chaque nation a ses savants, que les traductions seules
peuvent nous faire connaître et apprécier, et chez lesquels nous trouverons, certainement, toujours quelque
profit à réaliser. Pour marcher à la tête du progrès, en
médecine comme dans les autres sciences, nous devons
comprendre que nous n'avons pas le monopole exclusif
des idées justes et nouvelles, et que ce serait une fierté
mal placée de fermer les yeux à la lumière, parce qu'elle
nous viendrait d'un pays voisin.

C'est dans cette pensée, et sans nous laisser rebuter par
l'obscurité du rôle de traducteur, « de valet qui suit son
maître », que nous entreprenons la vulgarisation des
idées d'un savant, que l'intelligente Italie a su s'appro-
prier, et dont nous possédons déjà dans notre langue une
œuvre remarquable : *les Leçons sur la physiologie de la
Digestion stomacale* (2).

(1) M. Bouisson, doyen de la Faculté de Médecine de Montpellier,
réclamait naguère la restauration du latin, comme langue universelle de la Médecine.

(2) 2 vol. in-8. Paris, GERMER BAILLIÈRE. 1868.

Nous donnons en première ligne la traduction des leçons, professées par lui sur l'*Inflammation*. « Ce ne sont que des résumés faits d'après mes leçons orales, dit M. Schiff (1), et qui n'ont été publiés qu'à titre d'essais, pour savoir quelle serait l'impression, que ferait ma manière de voir, qui est entièrement basée sur l'expérience physiologique. Depuis ce temps, j'ai continué ces recherches et j'ai confirmé mes résultats. »

2° Un mémoire communiqué par M. Schiff à l'Académie de médecine de Florence: *la Pathologie cellulaire et l'Inflammation*, leurs relations ;

3° Le résumé de quelques leçons sur la *Pression veineuse*, considérée comme cause de l'œdème ;

4° La relation d'expériences de transfusion du sang, faites dans le but de démontrer *l'influence du système nerveux sur la circulation* ;

5° La relation d'autres expériences sur *les nerfs cardiaques* ;

6° Enfin, un important mémoire qui vient d'être couronné par l'Académie de médecine de Florence, et qui a pour titre : *le Nerf vague*, considéré comme nerf accélérateur des mouvements cardiaques : recherches nouvelles.

Tel est le sommaire du premier fascicule d'un ouvrage dans lequel, grâce à son titre et si le public médical veut bien nous encourager par un accueil bienveillant,

(1) Lettre du 31 janvier 1873.

nous nous proposons de faire entrer les nombreux travaux, dont l'éminent professeur prépare en ce moment la publication, sur ce point de physiologie, vers lequel ses études sont dirigées depuis si longues années.

Et même nous sommes assez heureux pour pouvoir, dès aujourd'hui, signaler les résultats importants obtenus par lui dans ces dernières semaines, et dont il a bien voulu faire profiter les premiers les médecins français.

De nouvelles recherches sur l'influence du nerf vague sur le cœur, conduisent M. Schiff aux propositions suivantes : 1° La nicotine peut, et dans beaucoup de cas avec un meilleur effet, servir, au lieu et place de l'atropine (1), à rendre le pouls parfaitement indépendant de la pression sanguine ; 2° L'influence accélératrice de certains rameaux du plexus nerveux, qui part du ganglion cervical inférieur du grand-sympathique, disparaît complétement, lorsqu'on attend quatre ou cinq jours après la section du pneumogastrique au cou : les filets actifs proviennent donc du pneumogastrique. « Ces expériences n'ont été faites que du côté droit, nous écrit l'auteur, mais il y a la plus grande probabilité qu'elles ne donneront pas d'autre résultat du côté gauche. » 3° L'accélération du pouls, après la section des deux pneumogastriques chez des *chiens non atropinisés*, est un phénomène passager, qui disparaît dès le lendemain, quand il n'y a pas d'altération inflammatoire du poumon.

(1) Voir l'effet de l'atropine, découvert par M. Schiff, dans les deux derniers mémoires, pages 61 et 69.

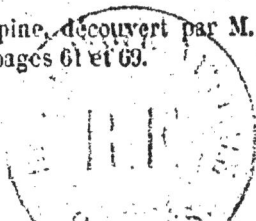

Tel est le résultat sommaire d'expériences récentes, dont la publication suivra de près.

Qu'il nous soit permis, en terminant, de remercier publiquement M. Schiff de sa bienveillance et de la confiance qu'il nous a témoignée ; nous espérons l'avoir justifiée par nos efforts à faire mentir le « *tradutore, tradítore* » italien.

Nous demandons pour l'auteur l'impartialité, et pour le traducteur l'indulgence.

15 *juillet* 1873.

Dʳ G. ᴅᴇ C.

TABLE DES MATIÈRES

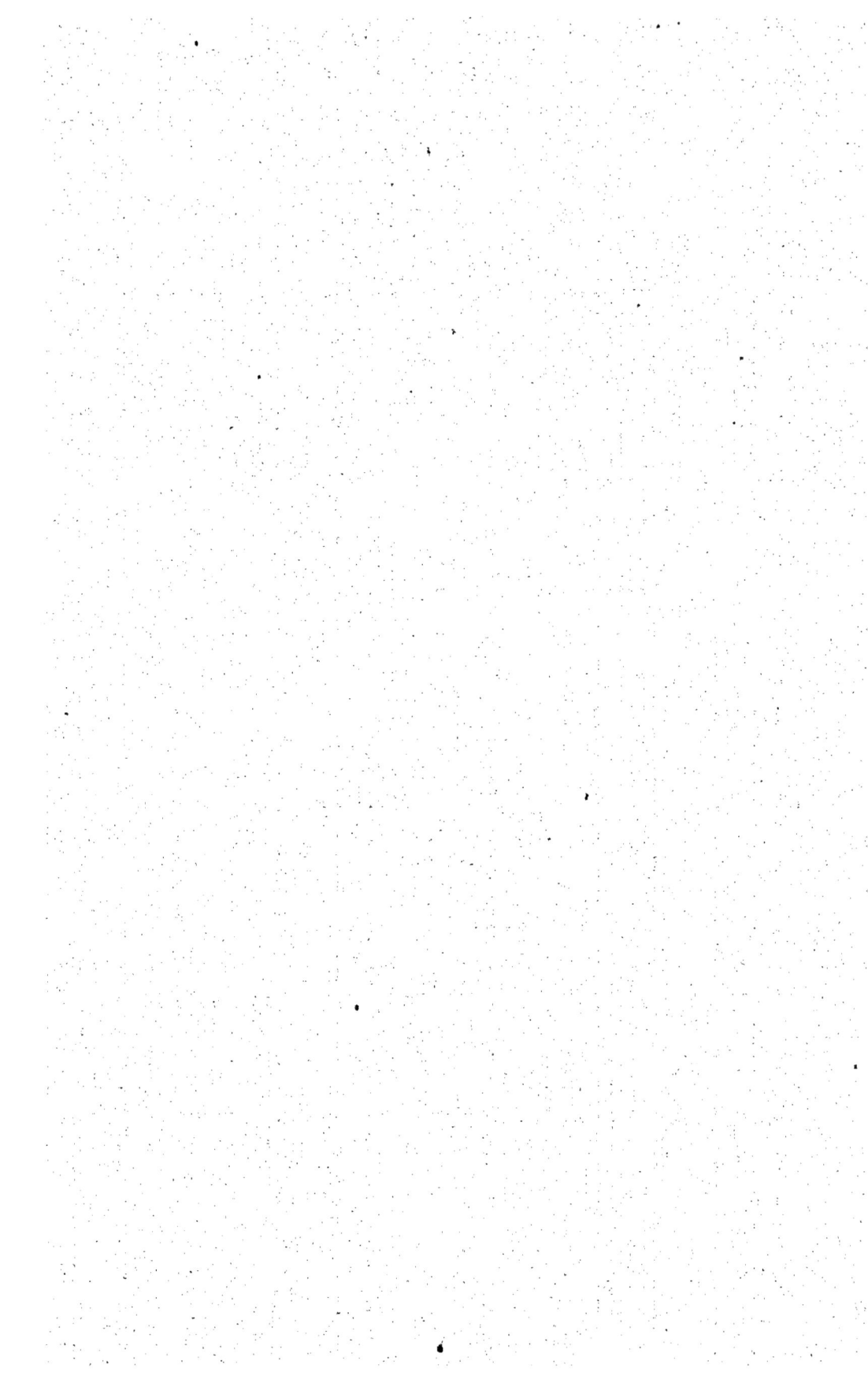

LEÇONS

SUR

L'INFLAMMATION

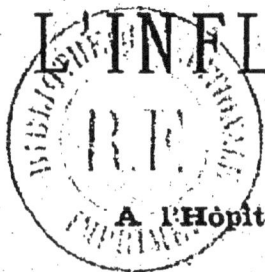

PROFESSÉES

A l'Hôpital Santa-Maria-Nuova

DE FLORENCE (1)

I

Le professeur commence par exposer, dans une intro-
duction historique, les généralités qui se rapportent à
l'étude de l'inflammation ; il fait ensuite allusion à une
question sur laquelle la discussion est toujours pen-
dante : dans l'inflammation, la partie essentielle et
primitive est-elle l'altération de la nutrition ou celle de
la circulation ? Il dit que l'inflammation peut être
regardée comme une altération de la nutrition, sans
donner pour cela une définition du *processus* inflammatoire. Mais comme une telle altération est accompagnée,
dans tous les tissus pourvus de vaisseaux sanguins, d'une
altération de la circulation ; comme cette altération de la

(1) Résumé rédigé par le Dr Herzen pour le journal l'*Imparziale*.

circulation est le premier symptôme qui s'offre à l'observation clinique ou expérimentale, partout où l'observateur
peut surprendre le même principe de *processus* morbide ;
comme de plus, dans les cas où, après la mort, on ne voit
plus dans les tissus vascularisés l'altération en question,
on en admet l'existence au moment de la production des
phénomènes inflammatoires ; comme, même dans les
tissus non vascularisés, la pression du liquide nutritif
doit dépendre en grande partie de la pression du sang
dans les tissus voisins ; comme enfin la circulation est
un des véhicules les plus importants, sinon le plus important, de la nutrition, — la science doit aussi se demander aujourd'hui, si tous les phénomènes de l'inflammation
ne dépendent pas d'une altération primitive de la circulation et de la pression du sang.

Avant de répondre à cette importante question, il est
nécessaire de connaître les altérations de la circulation,
observées dans le cours de la phlogose.

Déjà, à une époque antérieure, après 1830, et avant
qu'on osât mettre en doute que la circulation fût l'unique ou le principal agent de la nutrition, cette question
avait été soulevée ; et lorsque l'on commença à s'occuper
d'études microscopiques, beaucoup d'auteurs étudièrent
l'effet des irritants pathologiques sur la circulation. La
membrane natatoire de la grenouille, l'oreille du lapin,
le péritoine de la grenouille et des mammifères et
quelquefois aussi l'aile de la chauve-souris servirent à
ces recherches. Les irritants adoptés étaient en général
de nature traumatique : la chaleur ou une subtance
chimique énergique (un alcali). Les résultats auxquels
arrivèrent alors les observateurs montrent en général un
accord parfait, et aujourd'hui encore, nous pouvons

vérifier les faits annoncés par eux, en nous mettant dans les mêmes conditions que ces premiers expérimentateurs.

Une irritation violente, qu'elle soit de nature traumatique ou chimique, a pour premier effet un *resserrement* du vaisseau sur lequel elle agit, resserrement qui prend naissance dans le point irrité, et se propage, suivant un mode péristaltique, et dans les deux sens, le long du petit vaisseau, jusqu'aux vaisseaux véritablement capillaires, qui n'ont pas la membrane contractile de fibres circulaires. Le mouvement péristaltique suivant lequel se propage ce resserrement vasculaire a pour conséquence nécessaire qu'il est déjà moindre au point irrité, lorsqu'il arrive dans les points éloignés. A la constriction, succède une dilatation du vaisseau, qui va croissant et devient très considérable. La circulation, d'après beaucoup d'auteurs, s'accélère déjà dans la première période — pendant le resserrement ; selon d'autres, l'accélération initiale coïncide avec le commencement de la dilatation. Après cette accélération, survient le ralentissement du courant sanguin ; les globules rouges ne suivent plus l'axe du vaisseau ; ils en remplissent toute la cavité, en se mêlant sur les parois aux corpuscules blancs ; le ralentissement va croissant, la marche du sang devient intermittente, puis oscillante ; la colonne liquide se porte tantôt en avant, tantôt en arrière, subit des mouvements de va-et-vient, qui deviennent de plus en plus faibles ; les excursions sont de moins en moins étendues, et enfin, il s'établit pour quelque temps une stagnation complète du sang ; les vaisseaux sont alors tellement remplis de corpuscules rouges, qu'on ne peut plus bien distinguer le contour des corpuscules eux-mêmes. Le sang pourra être simultanément stagnant dans quelques vaisseaux, et seulement ralenti ou soumis au mouvement oscillatoire dans d'autres. Dans cette période, les petits vaisseaux, qui d'abord étaient à peine ou pas du tout visibles au microscope, se montrent pleins de sang, de sorte que le nombre des vaisseaux paraît de beaucoup augmenté.

A la suite d'une irritation simple, ce stade ne se maintient pas longtemps, mais, après une durée très-variable, la circulation se rétablit, en montrant dans un ordre inverse tous les phénomènes produits avant la stase. Voilà ce que, jusqu'aux dernières conquêtes de notre science, l'on savait des phénomènes de la circulation inflammatoire, phénomènes que l'on croyait constants dans toute inflammation, et qui furent le point de départ des diverses théories émises pour expliquer le *processus* inflammatoire. Mais, avant de parler des variations de ces phénomènes, telles qu'on les connaît aujourd'hui, nous devons dire un mot des théories qui ont eu, jusqu'à ce jour, une influence marquée sur le développement de la pathologie générale de l'inflammation.

Comme il s'agit d'un argument d'une valeur purement historique, le professeur ne fait pas une exposition détaillée, mais donne seulement un aperçu général de ces théories, que l'on peut classer en trois catégories.

Dans la première se rangent les auteurs qui, s'appuyant sur l'idée que la dilatation vasculaire doit produire l'accélération de la circulation, tandis qu'en réalité elle a pour résultat un ralentissement qui va jusqu'à l'arrêt complet, rejetaient une théorie mécanique, parce qu'ils ne comprenaient pas comment une dilatation pouvait produire l'arrêt, et en adoptaient une chimico-vitaliste; ils disaient que, dans l'inflammation, il y a une augmentation d'attraction entre le sang et le tissu enflammé, le parenchyme de l'organe. Ils attribuaient au *parenchyme* cette initiative dans le *processus* inflammatoire, que l'auteur de la pathologie cellulaire croyait pouvoir assigner à la *cellule*.

Quelques-uns de ces auteurs, partant de l'idée que la force du cœur et l'élasticité des artères sont insuffisantes à effectuer la circulation, avaient recours à une espèce de *polarité* des organes, auxquels ils attribuaient une sorte d'attraction pour le sang artériel et de répulsion pour le sang veineux. L'augmentation de l'attraction dans la phlogose avait, suivant eux, pour résultat l'accélération initiale, puis le ralentissement, l'oscillation et enfin l'arrêt du courant sanguin. Dans notre siècle, cette doctrine fut adoptée et défendue par G. Vogel et eut un grand nombre d'adhérents, la physiologie n'ayant trouvé qu'... dans ces derniers temps le moyen d'en démontrer la faussté. L'expérimentation démontre bien, en effet, qu'au début de l'inflammation, le cours du sang est accéléré dans les artères, mais cette accélération est très légère, et se voit d'ailleurs aussi *dans les veines ;* la pression est augmentée simultanément dans les artères et dans les veines ; la quantité de sang qui passe est plus grande et peut s'évaluer à un tiers en plus environ. — Maintenant, si la théorie précédente était vraie, on devrait, au contraire, observer en même temps, sous l'influence de l'augmentation d'attraction initiale, l'accélération du sang dans les artères et le ralentissement dans les veines ; augmentation de pression dans les premières, diminution dans les secondes.

Dans les théories de la seconde classe, dont Henle fut le promoteur, on attribue le point de départ de l'inflammation à une altération du tissu des vaisseaux sanguins,

altération qui permettrait une diffusion plus facile, et
partant, une exosmose plus abondante, qui aurait pour
conséquence première un affaissement du vaisseau, privé
d'une grande partie de son contenu normal, et puis
une *compression*, une constriction *passive* des vaisseaux,
allant jusqu'à l'obturation complète, avec accumulation
du sang au-dessus du point comprimé et par conséquent
la dilatation, elle aussi, serait *passive*. Il est très facile
de réfuter cette théorie, puisque d'abord toutes les inflammations ne vont pas jusqu'à la production d'un exsudat assez copieux pour comprimer les vaisseaux, et
puis, en admettant qu'il soit vrai que l'exosmose augmente dès le principe, le liquide qui sort d'un vaisseau
ne peut certainement jamais être plus abondant que
celui qui s'échappe d'un vaisseau sectionné transversa-
lement : et pourtant, un vaisseau ainsi sectionné, ne se
resserre que très peu, si l'instrument est bien tranchant,
et encore faut-il que le cœur soit affaibli ; mais il ne
s'affaisse jamais au point d'arrêter la circulation, tant
que le cœur se contracte encore. Une hémorrhagie cesse,
parce qu'il se forme une couche de coagulum qui ferme
l'orifice des vaisseaux lésés ; — ce coagulum enlevé,
l'hémorrhagie recommence, s'il n'a pas eu le temps de
s'étendre dans l'intérieur des vaisseaux.

La troisième catégorie de théories, se fonde entièrement
sur les données physiologiques, sans y adjoindre aucune
hypothèse. Les vaisseaux capillaires n'ont pas la tunique
moyenne, composée de fibres circulaires qui peuvent,
en se contractant, resserrer le vaisseau ; quand on parle de
constriction, c'est donc des vaisseaux intermédiaires qu'il
s'agit, qui, eux, possèdent encore cette tunique contractile. Les fibres transverses de cette tunique peuvent ré-

duire à la moitié, et quelquefois au cinquième, le diamètre normal des vaisseaux. Leur contraction est sous l'influence du système nerveux; la paralysie ou la section de certains nerfs dilate ces vaisseaux; l'excitation des mêmes nerfs les contracte sensiblement, pas autant toutefois que l'excitation directe de leur tissu propre, — phénomène que l'on observe aussi pour l'intestin.

La constriction, une fois produite dans un muscle lisse tubiforme, s'y propage d'un point à un autre, et le parcourt par des ondulations successives, se dirigeant dans le sens de l'action physiologique du tube (par exemple : l'intestin, l'urétère, la trompe de Falloppe, etc.). On peut donc admettre qu'il en est de même dans les vaisseaux, jusqu'aux capillaires qui ne sont plus contractiles. Un resserrement, qui, partant d'un vaisseau intermédiaire, arrive à un vaisseau capillaire (1), produit (en interceptant dans ce point le courant sanguin), toutes les modifications que nous avons décrites, c'est-à-dire : — d'abord une accélération passagère dans le point resserré, avec ralentissement au-dessus, puis accumulation des corpuscules, mélange des globules blancs avec les globules rouges, distension du vaisseau par augmentation de pression, oscillations de la colonne sanguine synchroniques aux pulsations du cœur, et enfin, arrêt de la circulation ; puis survient le relâchement du vaisseau, la circulation recommence, le vaisseau se dilate souvent au-delà de la

_____

(1) Dans les petits vaisseaux, la membrane contractile est relativement plus forte, de sorte que la constriction est plus violente; il faut noter aussi que le point resserré peut échapper à l'observation, s'il arrive qu'il soit placé en dehors du champ du microscope, et il faut le rechercher.

dimension normale et le cours du sang est plus rapide.

Cela suffit pour expliquer tous les faits sus-énoncés, et qui se rapportent aux premiers stades d'une inflammation traumatique; mais, ce n'est pas suffisant pour expliquer tous les faits relatifs à l'inflammation en général, comme nous allons le voir.

II

Quelques observateurs, voyant que l'arrêt du sang était, de tous les troubles circulatoires qui accompagnent l'inflammation, celui qui, plus que tout autre, s'éloignait de la circulation normale, crurent découvrir dans la *stase* le phénomène essentiel de l'inflammation, qu'ils appelèrent *stase sanguine*. Mais l'arrêt de la circulation n'a pas lieu dans tous les cas ; il est toujours partiel et souvent passager ; quand il ne dure qu'une heure ou une heure et demie, il est compatible avec la vie ou le retour de la vie, dans les parties privées temporairement de la respiration et de la nutrition locales, qui, à la reprise de la circulation, reviennent à l'état normal ; et c'est seulement dans les cas où l'arrêt persiste un temps beaucoup plus long, qu'il en résulte la mort locale, qui, selon les circonstances, se manifeste par la gangrène, soit humide, soit sèche. On peut donc dire que l'arrêt de la circulation est la condition essentielle de la gangrène, et non pas de l'inflammation, puisque toutes les inflammations ne tendent pas à la gangrène, et qu'au contraire, la plus grande partie conduisent à la résolution par suppuration ou par exsudation.

De toute manière, les cas d'arrêt *durable*, donnant lieu à la gangrène, ne s'accordent pas avec l'explication des premiers phénomènes de l'inflammation, que nous avons dit plus haut être la plus complète, eu égard aux faits connus lorsqu'elle fut formulée, mais qui maintenant est devenue insuffisante.

Il y a encore d'autres faits que cette explication n'embrasse pas. En effet, si elle avait une valeur absolue, la dilatation vasculaire devrait dans tous les cas, sans exception, avoir pour cause la contraction des vaisseaux plus périphériques, l'engorgement ou la thrombose qui en résultent, et être seulement passive, produite par la *vis a tergo* du sang lancé par le cœur; et alors l'inflammation serait impossible sans cette *vis a tergo*. Mais il résulte des recherches de Weber que la dilatation vasculaire est possible *même sans circulation*. Cet expérimentateur appliqua les irritants, destinés à produire la phlogose, à la membranne natatoire de pattes de grenouilles, non-seulement liées en masse, mais même amputées, et obtint, malgré l'absence de la circulation et la vacuité des vaisseaux, les mêmes phénomènes, c'est-à-dire d'abord la contraction vasculaire (peu distincte, il est vrai) et puis une accumulation de sang dans les vaisseaux qui paraissaient dilatés. Ces phénomènes ne pouvaient, dans ce cas, avoir pour cause un empêchement périphérique de la circulation.

Ainsi, la théorie mécanique fut de nouveau rejetée par Weber et Vogel, pour revenir à celle basée sur une augmentation d'affinité ou d'attraction, qui ferait accumuler dans les points irrités le restant du sang contenu dans les vaisseaux. Virchow s'oppose à ces conclusions, en alléguant qu'une irritation, qu'elle soit chimique ou mécanique, peut altérer les tissus, de manière à accroître la diffusion du liquide entre les vaisseaux et les tissus, et donner lieu ainsi mécaniquement au trouble indiqué. Mais à cette hypothèse on peut faire les mêmes objections qu'à celle de Henle, que nous avons citée plus haut.

De plus, il y a des troubles inflammatoires de la circulation, qui ne débutent pas par le resserrement des vaisseaux. Ainsi, ceux produits par les acides commencent par la dilatation, sans resserrement préalable (d'après les recherches de Saviotti). Le collodion, l'éther et d'autres substances agissent comme les acides : on voit, sous leur influence, se produire d'abord une dilatation et puis un resserrement des vaisseaux. Dans ces cas, la stase coïncide avec la contraction vasculaire : cette stase, où se résout sans autre conséquence, où donne lieu, si sa durée est courte, à la suppuration, et si elle persiste longtemps, à l'ulcération, — qui est une espèce de gangrène, limitée à certaines couches des tissus.

Il y a encore d'autres substances, comme les sels ammoniacaux, par exemple, qui produisent d'abord un resserrement, puis une dilatation, et puis un nouveau resserrement des vaisseaux, de sorte que la dilatation peut être ou précédée, ou suivie par le resserrement.

De ce que nous venons de dire, il résulte qu'une théorie qui doit recourir à un resserrement initial pour expliquer la dilatation, ne suffit pas à jeter la lumière sur tous les faits. La constriction et la dilatation sont, dans beaucoup de cas, des phénomènes indépendants, et veulent être expliqués indépendamment l'un de l'autre.

Donc, une théorie mécanique, qui admet l'obstacle périphérique comme seule cause de la dilatation, est devenue impossible avec les progrès de l'observation expérimentale.

Pendant la dilatation vasculaire, accompagnée d'accélération de la circulation, phénomène le plus constant dans les inflammations produites artificiellement, comme celles qui nous ont occupés jusqu'à ce moment, la pression sanguine est augmentée dans tous les vaisseaux.

Une telle augmentation de pression ne se voit distinctement, que dans les vaisseaux qui n'ont pas encore dépassé le stade de resserrement dans leurs ramifications périphériques, cas dans lesquels elle est produite par la *vis a tergo* du sang, qui arrive sous l'impulsion du cœur et ne peut pas passer ; mais elle existe aussi dans les autres vaisseaux, quoique beaucoup moins prononcée, et cela par deux raisons : d'abord parce que la portion du sang qui ne peut traverser les vaisseaux contractés, se distribue dans les autres ; et puis parce que dans les vaisseaux dilatés eux-mêmes, le frottement entre la colonne sanguine et leurs parois se trouve nécessairement diminué. L'augmentation de rapidité et de pression va quelquefois jusqu'au point de produire, dans les régions enflammées, le *pouls veineux*.

Pour compléter la revue des faits relatifs à ce stade de dilatation vasculaire, ajoutons que le tissu des petits vaisseaux devient plus perméable ; de sorte qu'il permet une plus grande diffusion de leur contenu, à tel point, qu'on a observé la sortie des globules blancs du sang, à travers les membranes des petits vaisseaux, sans que pour cela il y ait besoin de déchirures (déchirures qu'autrefois on admettait à tort). Saviotti a vu aussi sortir des globules rouges, — fait confirmé par le professeur Schiff, après une irritation avec le cyanure de potassium. Saviotti croit, de plus, avoir vu entrer dans les vaisseaux, quelques-uns des corpuscules de pigment mobiles de la grenouille.

Maintenant nous pouvons nous demander, si les phénomènes vasculaires *constants*, comme nous les avons décrits jusqu'à présent, suffisent pour expliquer le processus inflammatoire ? Sont-ils une cause suffisante de ce processus, en sont-ils au moins la cause primitive déterminante ?

Si nous regardons l'inflammation comme une altération de la nutrition, nous devons examiner si ces phénomènes ont le pouvoir de produire une altération de ce genre.

Nous avons vu qu'ils suffisent à produire un exsudat, en augmentant la pression et la diffusion. Le liquide sorti de vaisseaux ne sera jamais identique au sang ; en vertu des loix de diffusion des corps colloïdes, la quantité de substances albuminoïdes, qui sort des vaisseaux, est très petite, et bien que la proportion en soit augmentée, dans les conditions produites par la phlogose, elle reste toutefois toujours inférieure à celle qui existe dans l'intérieur des vaisseaux. Il en est ainsi dans les sécrétions normales et pathologiques. — Eh bien! s'il est vrai que physiologiquement la nutrition est sous l'influence exclusive de la circulation, dans ce cas l'exsudation hors des vaisseaux, d'un liquide différent du liquide normal, doit altérer la nutrition, et ce liquide sera forcément différent, puisque les conditions de la diffusion sont différentes. — Mais la circulation est-elle l'unique véhicule de la nutrition, ou y entre-t-il aussi une influence locale du *tissu* lui-même, de ses *cellules* ?

Le sang est uniforme, homogène dans les diverses parties du corps ; pourtant il produit dans les diverses parties des tissus différents. La chimie seule ne suffit donc pas à expliquer la production de ces tissus. Il doit y avoir une condition *locale*, et cette condition, pour ceux qui croient que la circulation est l'unique agent de la nutrition, c'est la pression — facteur essentiel de la diffusion; la pression du sang dans les capillaires dépend de la ramification de ceux-ci, de la forme du réseau capillaire, — forme qui est particulière et caractéristique pour chaque tissu : par conséquent, la pression doit aussi être différente pour chaque tissu, et spéciale à chacun. Maintenant on peut invoquer aussi l'influx nerveux qui modifie la pression et qui peut la régler dans chaque organe, selon le besoin de la nutrition.

Ainsi, on a cru pouvoir admettre une condition locale, en vertu de laquelle la diffusion propre à chaque forme de réseau vasculaire, rend superflue l'ingérence des cellules, qui ne seraient que le *produit* de cette condition, sans part *active* dans le *processus* de nutrition.

Mais néanmoins, la pression seule ne suffit pas pour expliquer la production de tissus différents par le sang qui, lui, est homogène. Contre un tel privilége de la pression s'élèvent, d'abord, tous les résultats bien connus de la greffe animale, résultats qui, vu que les parties greffées conservent leur ramification capillaire spéciale, prouvent seulement que la nutrition est indépendante de la pression initiale avec laquelle le sang arrive dans les vaisseaux intérieurs du tissu. Mais de plus, des altérations considérables de la pression sanguine, qu'elles soient produites par l'occlusion des troncs veineux ou artériels, peuvent avoir lieu, sans altérer la nutrition des parties respectives.

Le professeur cite, comme exemples, quelques expériences sur les chats, expériences dans lesquelles il a lié toutes les veines visibles, moins une, d'une extrémité antérieure; en prenant soin des animaux, pour éviter toute irritation locale de l'extrémité opérée, la nutrition ne s'y altérait pas. On connaît, de plus, des exemples dans l'homme et les animaux, de nutrition normale du cerveau après la ligature des deux carotides.

On voit qu'une pression anormale peut donner une nutrition normale; la pression elle-même, par conséquent, n'est pas le seul agent de la nutrition, et nous devons chercher quel est l'autre.

III

Nous avons dit que la nutrition avait besoin d'un autre agent, outre la circulation et la pression du sang, et qu'elle était, jusqu'à un certain point, indépendante de celles-ci. — En effet, des expériences de M. Vulpian prouvent qu'une partie, séparée d'un organisme, peut se nourrir, ou plutôt *végéter*, pendant un certain temps, non pas normalement, mais assez pour démontrer la possibilité d'un processus nutritif, malgré l'absence de la circulation sanguine, c'est-à-dire du mouvement du sang et de son oxigénation par l'intermédiaire des organes respiratoires. Des animaux à sang-froid et à respiration cutanée active sont les sujets les plus propres à de telles recherches, la vie étant très tenace chez eux, surtout chez les jeunes. C'est pour cela que M. Vulpian choisit pour ses expériences les têtards, larves des grenouilles, auxquels ils coupe la queue. Dans ce cas, la partie détachée perd la plus grande portion de son sang, mais il en reste toujours une certaine quantité dans les vaisseaux, principalement dans les veines et les vaisseaux intermédiaires. Le premier jour, les queues coupées ne montrent pas de changement ; le second jour non plus ; mais le troisième jour, on peut observer la production, à la surface de la plaie, de petites protubérances (qui correspondent dans les batraciens aux granulations des mammifères), et une tendance des lèvres de la plaie à se rapprocher pour se réunir, précisément comme dans la plaie du têtard opéré. Le quatrième jour, cette marche continue et, dans quelques cas, M. Vulpian la vit encore continuer le cinquième jour ; mais le professeur Schiff a toujours vu la putréfaction s'établir après le quatrième jour.

En général, la plus grande partie des queues coupées donnent, dès le commencement, des signes de décomposition, laquelle commence par le gonflement des tissus par infiltration d'eau, et c'est seulement un petit nombre qui montre les phénomènes en question.

Quoi qu'il en soit, cela suffit pour dire que nous avons vraiment une nutrition, rudimentaire il est vrai, indépendante de la circulation.

Ne se passe-t-il rien de semblable chez les animaux supérieurs ? Oui : Dans certaines conditions favorables, on a observé la réunion de parties détachées, même chez l'homme ; on connaît des cas authentiques de réunion, par exemple, de la pointe du nez coupée, d'un doigt détaché, ou d'une dent arrachée et remise dans l'alvéole (1). La partie détachée doit, elle aussi, avoir de la

---

(1) Notre excellent ami, M. Dunn, nous communique à cet égard le fait suivant : Le 3 mai 1870 il enleva à une dame de 26 ans, une dent bicuspide supérieure, parce que, dans le point de la gencive correspondant à sa racine, elle entretenait depuis quelque temps un petit abcès, déversant du pus dans la bouche. La patiente était sous l'influence de l'oxide d'azote ; aussi, pour faire vite et ne pas s'exposer à la voir se réveiller, M. Dunn enleva de la racine de la dent une bonne partie de la membrane péridentale, avec la portion malade, et remit rapidement la dent en place. La dent resta mal affermie environ deux semaines, mais puis se consolida et la dame put s'en servir avec la même sécurité que de toute autre. L'abcès ne se montra plus. Sept mois après, désirant examiner la dent, M. Dunn persuada à la dame de se la laisser enlever ; la membrane s'était complètement reproduite, et toutes les fonctions de la dent paraissaient être normales.　　　　　　　　　　　　　　A. H.

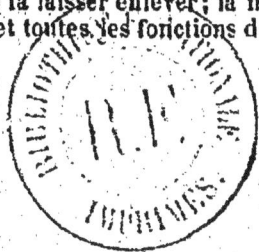

tendance à se réunir à la partie correspondante, et contri-
buer à la réunion, — sinon, elle se comporterait comme
un corps étranger, et se verrait de nouveau éliminer.
De là il ne s'ensuit pas pourtant que la vie persiste dans
la partie détachée, pendant son isolement, et c'est seulement son contact avec le liquide de la plaie qui ranime
en elle les *processus* nutritifs, tandis que la communication vasculaire ne s'établit que plus tard.

Dans les animaux, il y a des exemples beaucoup plus
compliqués de réunions de ce genre ; on sait avec quelle
facilité se coupe la queue des lézards ; si ensuite elle se
trouve en contact avec la plaie, elle reprend aussi très
facilement et tous les tissus se reproduisent au point
d'interruption, excepté la moëlle épinière. Si la queue
est incomplètement détachée, la réunion se fait encore,
malgré les tiraillements auxquels est exposée cette extrémité, et marche du fond de la plaie, de la partie encore
normalement adhérente, vers le bord le plus éloigné.
Dans ce cas il arrive, qu'à cause de la lenteur avec laquelle marche la guérison, la partie centrale de la plaie
a le temps de reproduire pour son compte une nouvelle
queue, et alors on obtient un lézard à deux queues ; il
est à remarquer que dans ce cas la pression sanguine,
qui s'exerce latéralement vers le nouvel organe, doit
nécessairement être moindre que la pression normale, —
et pourtant elle produit un organe identique à l'organe
primitif. Chez les lézards, les parties coupées se régénè-
rent avec une grande vigueur ; la nouvelle queue, qui
pousse de la plaie, se forme rapidement et avec une force
telle, qu'elle peut entraîner un poids de trente grammes.

Ainsi, dans l'état normal, il y a des faits qui montrent
que la végétation est, jusqu'à un certain point, indépen-

dante de la circulation : les parties privées de vaisseaux sont dans ce cas, comme par exemple le cristallin, qui n'a de communication vasculaire d'aucune sorte, et qui se nourrit exclusivement du liquide qui l'entoure.

D'autres tissus, de structure moins primitive, vivent sans vaisseaux, grâce à leur contact avec d'autres tissus voisins, pourvus de vaisseaux ; il en est ainsi pour la rétine, qui, dans certains animaux, est en partie privée de vaisseaux. Les divers tissus qui la composent, se nourrissent probablement au moyen de canalicules provenant des tissus voisins, — mais toujours par conséquent sans véritable circulation. Il existe enfin des cœurs qui n'ont pas de vaisseaux propres, le cœur des batraciens par exemple. Dans le têtard, il y a des vaisseaux cardiaques, (bien que non coronaires), vaisseaux qui ensuite s'atrophient et n'existent plus dans l'animal adulte. Il se forme en revanche des sinuosités intérieures, qui permettent au sang de pénétrer entre les faisceaux musculaires, (sinuosités qui ont été décrites par M. Schiff, dans les archives de Tubinge, en 1849, et plus tard par Hyrtl). On sait enfin, que dans les cartilages il n'y a pas de vaisseaux ; pourtant ils se nourrissent et montrent aussi des anomalies de nutrition.

Tels sont les faits qui concourent à démontrer que la nutrition est possible sans circulation, ou au moins sans une distribution en détail du matériel nutritif, au moyen des vaisseaux et de la pression sanguine, en deux mots sans *irrigation directe* des divers tissus.

IV

Nous avons vu que la nutrition, bien que soutenue par la circulation, en est jusqu'à un certain point indépendante, c'est-à-dire qu'elle a besoin d'un autre agent déterminant. La circulation fournit le *matériel* ; la *forme* est donnée par une autre condition. Et en voici une autre preuve : les nerfs possèdent leurs vaisseaux propres, qui pourtant ne sont que des ramifications faisant suite à celles qui se répandent dans les tissus, dont est entouré le nerf : un filament nerveux reçoit des vaisseaux de presque chaque point qu'il traverse. Maintenant si la circulation était le seul agent de la nutrition, la partie periphérique d'un nerf, séparée de son tronc, devrait continuer à se nourrir comme auparavant, et conserver sa composition et sa structure, mais il arrive tout autre chose : le nerf périphérique s'altère, le double contour des fibres disparaît, la gaine médullaire subit une dégénérescence graisseuse, et plus tard une grande partie de la graisse est absorbée. Ce qui a fait croire à une *atrophie* du nerf ; mais il ne s'agit pas d'*atrophie* ni de *diminution* de la nutrition, mais bien d'altération de la nutrition, déviée de sa direction normale. Elle continue et continue énergiquement, c'est ce que prouve le fait que l'on observe, en pratiquant une seconde section sur le trajet du nerf périphérique, ou en en enlevant un petit morceau ; il se produit d'abord un gonflement des extrémités des deux moignons, et puis ils s'allongent et enfin se réunissent — comme un nerf dans l'état normal ; si ce n'est que la gaine médullaire, qui manque dans le nerf paralysé, ne se reproduit pas, même dans la portion régénérée, et c'est seulement le tissu connectif des tubes nerveux, qui rétablit la continuité.

Nous avons dans ce cas une circulation normale, qui donne une nutrition pathologique. On pourrait se demander si la circulation est vraiment encore normale, — puisqu'il est possible, mais peu probable, qu'en coupant le tronc nerveux, on ait coupé les vaisseaux les plus importants du nerf, ceux qui l'accompagnent, ou qui sont contenus dans son épaisseur. Cela peut être vrai pour quelques nerfs et pour une partie du tronc, mais non pas pour les ramifications périphériques, tandis que la dégénérescence va jusqu'aux derniers filets nerveux. Et même, ce fait a servi de moyen pour établir définitivement l'existence d'une anastomose de quelques fibres primitives du troisième rameau du trijumeau avec le facial ; parce qu'en coupant la troisième branche de la cinquième paire à la base du crâne, au-dessous du ganglion, on observe l'altération caractéristique, non seulement dans sa périphérie, (en tant que ses parties périphériques ne contiennent pas de centres de nutrition indépendants), mais aussi dans ces quelques fibres, qui se mêlent aux rameaux du facial, et qui certainement ne portent pas avec elles de vaisseaux spéciaux au tronc de la cinquième paire, mais se nourrissent avec les fibres du facial, au moyen des vaisseaux provenant directement des tissus qu'ils traversent. La circulation de ces fibres reste donc telle qu'elle était auparavant, mais leur nutrition est altérée.

De plus, si on coupe les racines du nerf sciatique, entre le ganglion et la moëlle, les fibres motrices seules subissent la dégénérescence, tandis que les fibres sensitives restent normales. Pourquoi cela ? Parce que, comme l'a exposé le Professeur dans les leçons de l'année passée, il y a au niveau du ganglion spinal un point, qui est le centre nutritif pour toute l'étendue du nerf ; et en effet, en coupant entre le ganglion et la périphérie, on voit toutes les fibres du nerf s'altérer ; en coupant, au contraire, entre le ganglion et la moëlle, on voit s'altérer le moignon central de la racine postérieure et le moignon périphérique de la racine antérieure, (celle-ci ayant un autre centre nutritif, qui maintient en état normal son moignon central), et dans le tronc du nerf, les fibres motrices seulement. Quelques nerfs ont deux ou trois de ces centres, toujours au niveau des ganglions. En l'absence de ce centre, la plus parfaite circulation ne donne pas une nutrition normale du nerf, — comme aussi la présence du centre ne la produit pas par elle-même, si la circulation n'est pas normale. Donc, la forme que prend le matériel fourni par la circulation, dépend du centre nutritif *du nerf*. Le Professeur appuie sur ces mots « *du nerf*, » afin qu'on ne croie pas, comme le fait un Professeur napolitain, que ce centre ou le nerf influe aussi sur la nutrition d'autres tissus ; il n'a d'influence que sur celle du nerf même, auquel il appartient. Bien que nous ne puissions pas prouver dans les autres tissus l'existence de tels centres, il est probable que chaque tissu a une influence spéciale sur sa propre nutrition ; l'expérience que nous venons de décrire, n'assigne au nerf, à cet égard, aucune prérogative. Chaque tissu se nourrit par lui-même, en prenant chacun, du matériel commun, la part qui répond aux besoins de sa nutrition.

Le fait fondamental qui, pour le moment, a pour nous de l'importance, c'est que la *périphérie* de chaque organe exerce sur la nutrition une influence qui lui est propre, qui détermine la direction finale du *processus* nutritif. Mais, il ne faut pas oublier qu'elle l'exerce en sa qualité *d'unité organique*, c'est-à-dire *d'ensemble* d'unités composantes, différentes entre elles, lesquelles prises *isolément* peuvent manquer de cette propriété. Il est vrai qu'une propriété manifestée, par un ensemble, doit être la *résultante* des propriétés des parties composantes; mais la forme dans laquelle elle se manifeste et l'effet qui en dérive, pourront très-bien être différents de la forme et de l'effet des propriétés des éléments. Donc, pour un tissu composé de cellules, nous n'avons pas le droit de dire qu'une quelconque de ses propriétés est déjà exprimée dans les cellules, — mais seulement qu'elle y est représentée. La fonction nutritive est une fonction tellement complexe, que nous ne pouvons pas l'attribuer, comme telle, aux éléments singuliers constituants du tissu. Le professeur hésite pour cela à se prononcer en faveur de la théorie cellulaire, — (qui pour le moment ne possède aucune preuve directe) — bien que le résultat général de ce qu'il a exposé jusqu'ici, le conduise à être d'accord avec cette théorie, en tant qu'elle attribue l'activité nutritive à une force inhérente à chaque organe vivant.

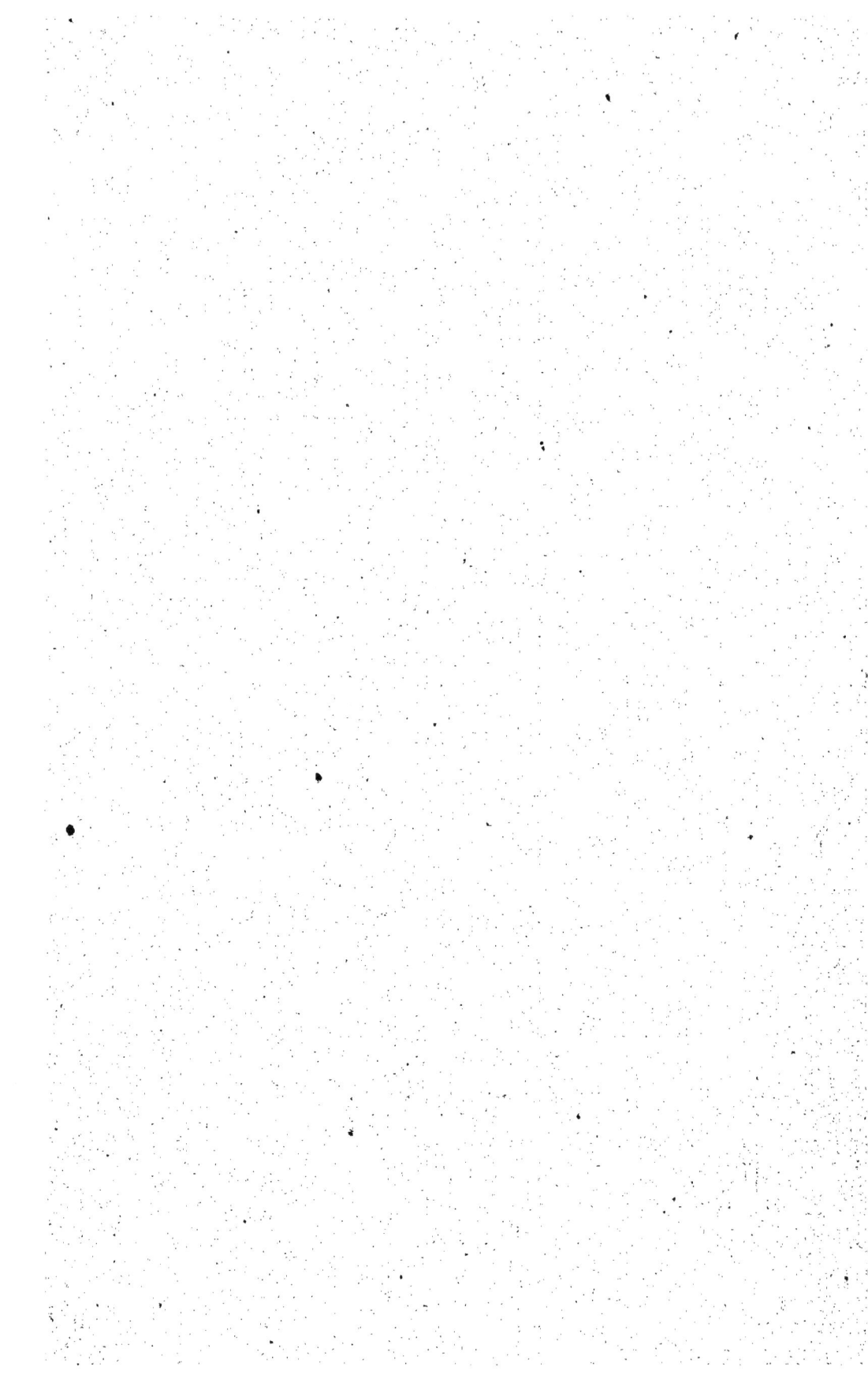

LA
PATHOLOGIE CELLULAIRE
ET
L'INFLAMMATION
LEURS RELATIONS

Communication du Professeur SCHIFF
A L'ACADÉMIE DE MÉDECINE DE FLORENCE (1)

Le professeur Schiff commence par déclarer que sa communication aura pour but de mettre en lumière les relations de la phlogose avec la pathologie cellulaire : de résumer ce qu'il a dit dans ses leçons, pendant l'année courante. Dans ses cours, il a fait des expériences et exposé des préparations micrographiques ; mais, ne pouvant en faire autant devant la Société, il présente seulement quelques dessins à la plume, qui se rapportent à ses diverses études sur ce sujet, comme il le démontrera successivement.

Pour procéder avec ordre, il exposera d'abord succintement quelques idées théoriques sur la phlogose, et passera ensuite à la démonstration des résultats des expériences physiologiques.

(1) Séance du 16 juin 1871, présidée par le professeur Georges Pellizzari.

Relativement à la phlogose, le professeur Schiff ne croit pas qu'on doive en donner une définition : chacun la définit selon les idées générales, qu'il a sur la pathologie générale et la physiologie ; par conséquent, une même définition ne pourrait convenir à tous. Au lieu donc d'une définition proprement dite, son intention est de ne donner qu'une explication du mot *phlogose*, telle, qu'elle ne préjuge en rien les définitions qu'on voudrait en donner. Tout le monde est maintenant d'accord de voir dans l'inflammation une altération de la nutrition. Le professeur Schiff ajoute que cette altération de la nutrition doit être produite par un irritant. Si ce n'est pas là une définition, c'est du moins une explication de ce que l'on veut dire par le mot *phlogose*.

On pourra trouver trop génériques les termes que nous avons employés, en disant que l'altération de la nutrition est *produite par un irritant*, et qu'il eût autant valu dire *produite par telle ou telle cause*. L'expression dont nous nous sommes servi de préférence à toute autre, ne paraît plus de trop, quand on considère la valeur du mot *irritant*, et qu'on s'explique comment agissent les irritants. On qualifie d'*agents irritants* les moyens capables de modifier la nutrition, ou la fonction d'un organe ; et, dans ce sens, tout ce qui altère d'une manière quelconque la nutrition ou la fonction d'une partie ou d'un organe serait un *irritant*, que, par son action, la fonction soit augmentée ou diminuée. En effet, l'école de G. Müller parle des irritants qui *excitent*, des irritants qui *dépriment*, et même des irritants qui *conservent*, qui sont les aliments : s'appuyant sur l'action physiologique, il appelle irritantes les substances qui, appliquées sur les tissus *irritables* ou *excitables*, déterminent une augmentation de leur fonction. Tel est l'usage général en physiologie.

Il y a différentes espèces d'irritants, savoir : les irritants mécaniques, les irritants chimiques, les irritants thermiques et les irritants électriques ; parmi eux, quelques-uns agissent sur le système nerveux et sur la substance contractile, d'autres agissent seulement par l'intermédiaire du système nerveux. Chacun est capable de produire des phénomènes spéciaux, non-seulement selon sa nature, mais encore selon l'organe et le tissu sur lequel il agit. Dans le muscle, un irritant, quelle que soit sa nature, produira une contraction ; l'effet sera aussi uniforme pour le nerf, que l'irritant soit mécanique ou chimique : c'est-à-dire que nous avons toujours une manifestation exagérée de sa fonction, une sensation d'abord, puis la douleur, et cela pour le nerf sensible, tandis que, pour le nerf moteur, l'action d'un irritant produit une altération, qui se traduit par une contraction musculaire, du muscle auquel le nerf moteur lui-même se distribue. En général, tous les irritants agissent sur tous les tissus irritables ; quelquefois, cette action varie avec la concentration des irritants. Mais une exception à cette règle s'observe principalement dans les acides, qui sont irritants pour les nerfs sensibles et pour les muscles, sans l'être pour les nerfs moteurs ; il faut excepter toutefois un acide trop concentré, qui irrite le nerf moteur, en lui enlevant de l'eau. Pourtant, contrairement aux autres acides, l'acide lactique et l'acide phosphorique (1), dans quelques-unes de leurs formes

(1) L'acide lactique extrait de la viande, et la modification de l'acide phosphorique, connue sous le nom d'acide pyrophosphorique.

isomériques, sont irritants, même pour les nerfs moteurs. De tout ceci, il résulte qu'en observant le mode d'action d'un irritant, on voit que, lorsqu'il se trouve en contact avec une substance irritable et excitable, il produit une augmentation de son action physiologique.

Nous avons donc maintenant le droit de conclure que là où existe une fonction animale, là où existe l'*excitabilité*, l'*irritant* agit en augmentant cette fonction.

Ce que nous venons de dire pour le nerf et pour le muscle, nous devrions l'appliquer aussi aux organes destinés à quelque sécrétion, aux fonctions de l'assimilation et de la nutrition, etc. Même dans ces organes, on ne devrait regarder comme irritant, que ce qui augmente la fonction ; et, d'un autre côté, nous avons le droit de nous attendre à ce que les substances, qui se montrent irritantes pour les systèmes nerveux et musculaire, augmentent la fonction et agissent aussi sur un organe nutritif excrétoire.

Les considérations précédentes montrent quelle valeur a le mot *irritant* et comment l'action de cet agent, dans l'explication que nous avons donnée de l'inflammation, se résout toujours dans une *augmentation de l'action physiologique d'un organe*.

Après avoir ainsi expliqué les phénomènes que l'on observe dans l'inflammation, il est important de rechercher si le concours de la circulation sanguine est nécessaire à leur production; c'est-à-dire, si sans vaisseaux on peut avoir, sous l'action d'un irritant, un effet que l'on doive cliniquement taxer d'inflammation.

A cet égard, il faut d'abord considérer que, tandis que dans quelques cas la circulation sanguine est un agent très puissant de nutrition, comme cela arrive pour les plaies ordinaires, et pour la plus grande partie des organes, dans d'autres cas au contraire, la nutrition a lieu même sans vaisseaux. Et non-seulement la nutrition, mais même une altération de la nutrition, est le résultat d'une irritation, dans ces organes privés de vaisseaux. Même sans la circulation, une blessure peut encore produire une modification de la nutrition, comme le prouvent entre autres expériences, celles de M. Vulpian sur la queue de la larve de la grenouille : Si à un têtard, on coupe la queue et qu'on interrompe ainsi sa communication avec le cœur, on voit que sur la plaie béante de la queue même, il se fait une certaine nutrition, et cela avec le matériel et par le moyen des cellules du tissu préexistant.

Ordinairement pourtant, ce sont les vaisseaux qui apportent les matériaux de la nutrition, laquelle de plus n'a lieu que très imparfaitement, si le tissu préexistant est altéré. C'est un fait, qui est très manifeste dans la régénération des nerfs. Il est nécessaire pour que cette régénération s'opère, que, outre le concours des vaisseaux, le tissu préexistant soit en bon état, pour qu'il puisse déterminer la nutrition qui va donner naissance au tissu nouveau.

Dans les organes parenchymateux, nous voyons le même fait : Ici aussi la circulation n'est pas le seul agent de leur nutrition, et les éléments mêmes du tissu parenchymateux y contribuent activement : et dans ces organes, l'action d'un irritant peut aussi se manifester, sans avoir besoin de la circulation sanguine.

Quelques auteurs, étudiant l'inflammation, se sont seulement arrêtés à observer l'altération des vaisseaux sanguins ; sous le microscope, les uns ont noté la dilatation,

d'autres le resserrement de ces vaisseaux ; d'autres enfin
ont vu d'abord la constriction, puis la dilatation. L'ensemble de ces observations n'est pas en rapport avec ce
qui s'observe aussi cliniquement dans l'inflammation :
l'observation clinique fait voir constament dilatés les
vaisseaux d'un organe enflammé. D'où il résulte que ces
faits, relatifs à l'altération des vaisseaux sanguins,
altération regardée par quelques-uns comme l'expression
de la phlogose, ont une valeur très limitée. Ces résultats
ont toujours été obtenus par le moyen des irritations
mécaniques ou chimiques, dirigées immédiatement sur
un organe vascularisé, ou plutôt dirigées immédiatement
sur le tissu vasculaire : nous avons donc, à coté de l'irritation générale du tissu, une irritation locale du vaisseau ; et l'effet de cette irritation locale pourra entrer
pour beaucoup dans les observations mentionnées. On
comprend que de cette manière nous avons diverses
constrictions et dilatations, qui peuvent manquer, quand
l'irritation est moins immédiate, moins violente, comme
généralement cela a lieu dans les inflammations clini-
ques. Ainsi, par exemple, la pneumonie ne se produit
pas par l'application de l'acide sulfurique sur le poumon ; et, par conséquent, tous les phénomènes qui dérivent de l'action directe de cet acide sur le tissu pulmonaire, doivent manquer dans cette maladie.

Le résultat de l'observation microscopique sur l'inflammation des tissus vascularisés s'explique facilement,
quand on considère que nous avons, dans les expériences
précitées, diverses causes qui peuvent produire différentes
sortes d'irritation : 1° Une irritation sensitive qui, par
action reflexe, peut réagir sur l'organe lui-même, en
produisant généralement une dilatation vasculaire. On

comprend donc que, de cette façon, un irritant appliqué directement peut produire des dilatations et des constrictions dans un ordre variable, suivant le mode selon lequel son action s'étend, dans l'intérieur de l'organe, sur les vaisseaux et sur les nerfs moteurs et sensitifs ; 2° Une irritation des nerfs moteurs dans le tissu enflammé, qui peut déterminer une contraction, et parfois une dilatation vasculaire ; 3° Une irritation directe des vaisseaux, qui détermine leur resserrement.

L'Ecole de Virchow a admis l'inflammation de la cornée, qui, comme on le sait, est un organe dépourvu de vaisseaux ; mais ici aussi on ne peut pas exclure l'influence de la dilatation vasculaire, dilatation qui, précisément en se manifestant à la périphérie, sert à fournir au centre de la cornée elle-même une plus grande quantité de liquide nutritif. Mais il y a des cas plus rares, où une irritation du centre non vasculaire de la cornée ne réagit pas sur les vaisseaux marginaux, mais produit une altération entièrement locale dans le point même que l'on a irrité : dans ces cas, la cornée perd sa transparence ; elle se trouble, et, au microscope, les lacunes interstitielles existant entre ses fibres paraissent plus grandes, les cellules s'y trouvent en plus grand nombre et dans un état de division ; elles deviennent mobiles et cheminent dans les interstices du tissu cornéen ; selon Reklingausen, elles deviennent aussi contractiles.

Ces expériences sur la cornée réussissent beaucoup plus facilement et plus nettement que celles, sur les tendons. Ceux-ci aussi ont des vaisseaux seulement à la périphérie, mais en très petit nombre, surtout en comparaison de la grande quantité de vaisseaux que possède le tissu musculaire, dont ils sont la continuation. Il est

possible cependant que, dans les tendons, l'inflammation
amène une dilatation vasculaire périphérique, comme
on peut l'observer dans le tendon d'Achylle du rat, lorsqu'il a été artificiellement blessé, même dans le tendon
irrité par un fil. Lorsqu'il ne se produit pas de dilatation
vasculaire périphérique, on observe aussi et mieux que
dans la cornée, l'augmentation numérique des cellules
tendineuses de Virchow, leur gonflement, leur subdivision, leur mobilité dans tout le tissu tendineux irrité.

Peut-on maintenant appeler cet état une inflammation?
De quelque manière qu'on veuille caractériser cette altération de nutrition, il manque ici beaucoup des symptômes qui se montrent dans la véritable inflammation : il
manque la tuméfaction, la suppuration, la production
de membranes, l'exsudat.

Virchow croit que, dans les cas que nous venons de
décrire, l'exsudat est constitué par les cellules dont le
nombre s'accroît. Quant à la suppuration, il croit qu'elle ne
fait pas défaut, qu'elle peut survenir dans les derniers
temps, et qu'elle a lieu par une division et une subdivision
non interrompues des corpuscules cellulaires. Ainsi, sans
pouvoir le prouver d'une manière indiscutable, il a rap-
porté tout le *processus* inflammatoire au tissu cellulaire;
en examinant d'ailleurs ce tissu avec beaucoup de soin,
on voit bien qu'il ne s'y forme pas du véritable pus. Pour
que le pus se forme, il faut le concours des éléments
des vaisseaux. C'est ainsi que, dans la cornée, on peut
observer la suppuration, la formation du vrai pus;
mais alors l'irritation des vaisseaux marginaux ne fait
pas défaut. S'il n'y a pas de dilatation vasculaire aux
bords de la cornée, il n'y a pas de vrais corpuscules de
pus, et ceux du centre de la cornée, qu'on a crus tels et

caractéristiques de la suppuration, n'étaient que les corpuscules cellulaires mobiles, dont nous avons parlé plus haut. On peut donc conclure en disant que, dans les tissus non vascularisés, un agent irritant peut déterminer une perturbation dans leur nutrition, mais non pas ce qui cliniquement s'appelle une *inflammation*.

Examinons maintenant ce qui se passe dans les tissus vascularisés. Les expériences faites sur ces tissus, sur le mésentère, par exemple, démontrent qu'un irritant y produit une altération de la nutrition analogue à celle qui s'observe dans la cornée; mais nous y trouvons, de plus, une dilatation vasculaire, que Virchow regarde comme un phénomène accessoire, et qui, au contraire, a une grande influence sur la nutrition du tissu irrité par les matériaux que les vaisseaux mêmes portent avec eux. Cette dilatation vasculaire représente une augmentation dans l'activité fonctionnelle des vaisseaux; et cette augmentation de leur propriété physiologique n'est qu'un effet de leur irritation, directe ou réfléchie, par les nerfs vasomoteurs : par conséquent, la dilatation vasculaire peut être regardée comme l'expression d'une irritation, depuis que la physiologie a prouvé qu'il existe une dilatation (que l'on peut dire active) des vaisseaux, par l'effet d'une irritation nerveuse.

A cette augmentation d'activité fonctionnelle des vaisseaux, est aussi due l'intumescence des tissus irrités, qui manque précisément, comme la suppuration, dans les tissus privés de vaisseaux. Elle est très considérable dans quelques tissus, comme, par exemple, dans la rate; peu appréciable dans d'autres, comme, par exemple, dans la plèvre. Dans des cas de ce genre, nous avons non seulement la dilatation des vaisseaux, mais presque une sorte d'hydropysie albumineuse, parfois même fibrineuse, qui peut aller jusqu'à produire l'intumescence du tissu irrité. Ainsi l'exsudat représenté par la production de nouveaux éléments morphologiques, est le propre des inflammations des tissus pourvus de vaisseaux, dont il dépend.

Après avoir démontré que la suppuration est intimement liée à la vascularisation, voyons, dit le professeur Schiff, si ses éléments morphologiques dérivent eux-mêmes des vaisseaux. Les corpuscules cellulaires du pus ne se distinguent pas des globules blancs du sang. On peut en dire autant des éléments cellulaires ou globules de la lymphe. Ce fait d'observation est déjà un grand point de jugé. Maintenant nous savons par des observations récentes que, dans les vaisseaux des tissus enflammés, les corpuscules blancs se trouvent augmentés. Conheim, élève de Virchow, et à qui sont dues beaucoup d'expériences et d'observations sur le sujet qui nous occupe, a dû reconnaître que la doctrine de Virchow, relative à la formation du pus, est erronée. Il a trouvé que les corpuscules blancs du sang accourent dans le tissu qui est frappé d'inflammation, et que ces mêmes corpuscules blancs concourent à former le pus. Cette nouvelle doctrine est désormais acquise à la science; et on pourrait citer des observations en très grand nombre, en confirmation de cette manière de voir. — Conheim a observé comment les globules blancs émigrent des vaisseaux du tissu sain dans ceux du tissu enflammé; il lui est arrivé de voir, dans quelques cas, un globule blanc ayant une moitié dans le vaisseau et l'autre moitié hors de sa paroi; et maintenant nous savons de plus que les parois des vaisseaux se montrent précisément plus perméables dans les tissus enflammés. Par d'autres expériences, Conheim et Recklinghausen ont prouvé la migration lointaine des corpuscules blancs du sang, pour concourir à la production de la suppuration. Ils les ont colorés par le moyen du carmin ou du bleu de Prusse, substances qui pénètrent dans l'intérieur de ces cellules blanches ; en injectant ainsi la crurale, ils ont observé que les corpuscules blancs, ainsi colorés, apparaissaient dans la chambre antérieure de l'œil, dont on avait irrité et enflammé artificiellement la cornée.

Tous ces faits et toutes ces expériences prouvent que les éléments cellullaires du pus proviennent des vaisseaux ; donc la suppuration devient impossible sans la présence des vaisseaux. Conheim en a donné une autre preuve par l'expérience suivante : il a cherché à enlever à une grenouille tout son sang, en lui substituant une solution de chlorure de sodium, dans la proportion de neuf dixièmes pour cent, solution qui a l'avantage de maintenir la vie animale sans altérer la structure intime des tissus. Les injections à travers le système sanguin, furent continuées pendant un temps très long, jusqu'à ce que, du vaisseau ouvert, on ne vit plus sortir d'éléments sanguins. Alors on ferma le vaisseau et ensuite on irrita la cornée ; sous l'influence de cette irritation, on obtint une augmentation du nombre des cellules, leur division, mais jamais la formation de pus, comme quand le sang existait dans la grenouille.

Les suppurations sont quelquefois très étendues : on se demandera dans ce cas, comment il se fait que le sang puisse contenir assez de globules blancs, pour suffire à compenser la perte énorme qui s'en fait par la suppuration. A ce propos, le professeur Schiff pense qu'il est utile de rappeler les expériences qu'il a faites sur les résultats, que produit sur le sang l'extirpation de la rate. Les globules blancs du sang augmentent énormément en nombre chez les chiens, lorsqu'on leur a enlevé la rate, surtout si les animaux sont sains ; cette augmentation est encore plus grande, si l'opération est suivie de péritonite : cette augmentation est constante ; mais seulement, elle n'a plus lieu et même au contraire on observe une diminution, lorsque l'état de l'animal devient très grave, ou quand par hasard un corps étranger a pénétré dans la plaie, ou lorsque la suppuration commence. L'absence de la rate n'a, il est vrai, rien à faire dans la suppuration, et il faut rechercher l'augmentation des corpuscules blancs du sang dans une autre cause : cette cause, nous la trouvons dans l'irritation de la paroi interne des vaissseaux : lorsqu'une blessure intéresse la paroi interne d'un vaisseau, on a toujours une augmentation des globules blancs, et cette augmentation est proportionnelle à l'étendue de la partie lésée des vaisseaux. D'où il résulte, que tout ce qui irrite la membrane interne des vaisseaux, donne lieu à une augmentation du nombre des corpuscules blancs du sang ; et il est raisonnable, par conséquent, d'admettre que ceux-ci sont un produit, ou mieux une transformation de la lame épithéliale, qui tapisse la membrane interne elle-même. Quelque chose d'analogue à cette conversion des éléments épithéliaux desquammés en globules blancs, s'offre à notre observation dans certaines membranes muqueuses, par exemple dans celles qui tapissent les conduits salivaires. Et ainsi, on peut regarder l'augmentation des globules blancs du sang comme une espèce de *catarrhe*, si cette expression est permise, de la membrane interne des vaisseaux, produit par une irritation locale.

Un autre fait d'observation est le suivant : l'augmentation des cellules blanches du sang dure encore quelque temps après que l'irritation est passée.

Enfin les expériences ont démontré que, quand une irritation a eu pour effet la suppuration, lorsque celle-ci commence à se produire, on observe une diminution considérable du nombre des éléments cellulaires blancs du sang, ce qui confirme de plus en plus les observations de Conheim. Enfin, quand on irrite le vaisseau dans une petite étendue, après vingt-quatre heures, on voit par exemple chez le chien, une telle augmentation des corpuscules blancs dans tous les vaisseaux, que leur nombre surpasse parfois quatre fois leur chiffre normal. Que doit donc être l'augmentation des corpuscules blancs du sang, si tout un lobe pulmonaire se trouve irrité avec les vaisseaux qu'il contient, et si cette irritation n'est pas passagère, mais dure plusieurs jours, de façon que la production des corpuscules se continue ?

De tout ceci, nous concluons que les vaisseaux contribuent à la formation du pus, que les corpuscules blancs et purulents ont la même origine, et que toute inflammation qui intéresse les vaisseaux, en même temps que les autres tissus, doit produire, avant la suppuration extra-vasculaire, une suppuration intravasculaire. On dit que l'on peut avoir, sans vaisseaux, une prolifération cellulaire, dont le produit ressemble en quelque manière aux cellules du pus. Dans ce cas pourtant, nous ne retrouvons pas toutes les propriétés du pus. Ce produit n'offre pas les caractères propres du pus ordinaire.

Des vaisseaux sanguins dépend donc le *gonflement*,

l'hydropisie des tissus enflammés : ce phénomène manque dans les tissus privés de vaisseaux ; ceux-ci seuls sont la cause déterminante de l'effusion du liquide, qui constitue le gonflement.

On objecte que l'on peut avoir effusion, sans irritation précédente : ainsi, par la simple ligature d'une veine, on peut avoir du gonflement, de l'œdème, qui semble ne pas différer en principe de celui que l'on a par inflammation. Dans ce cas il est vrai, ce qui d'ailleurs n'est pas constant, que la circulation sanguine est altérée : mais pour que l'œdème se produise, une *augmentation de pression* sur les parois des vaisseaux est indispensable.

Maintenant, précisément dans l'inflammation, on rencontre de plus une augmentation de pression du liquide sanguin sur les parois des vaisseaux, qui porte avec elle la production d'un œdème albumineux. On a prouvé cette augmentation de pression au moyen du manomètre (1). (Ici le professeur Schiff décrit les expériences qu'il a instituées et exécutées lui-même, pour démontrer physiologiquement cette augmentation de pression.)

Après cela, l'auteur conclut qu'il n'est pas possible de donner une définition de l'inflammation, qui puisse satisfaire tout le monde. L'inflammation se compose d'une quantité de phénomènes d'irritation, et selon qu'on demandera, pour se faire une idée complète de l'inflammation, que l'irritation soit plus ou moins étendue aux différents constituants des tissus animaux, la définition de l'inflammation variera. L'un pourra regarder comme une inflammation une altération irritative de la nutrition, qui peut n'influer en rien sur la circulation ; un

(1) Voir le mémoire suivant : *De la Pression Veineuse.*

autre regardera la participation de la circulation comme nécessaire, et refusera le nom d'inflammation à toute autre action, qui ne comprendrait pas les vaisseaux. Le progrès essentiel qui résulte des recherches modernes, c'est que nous pouvons comprendre sous le même point de vue, toutes les altérations produites par un irritant. Si un irritant agit sur un tissu non vascularisé, il augmentera les fonctions qui existent dans ce tissu ; il produira une irritation nutritive et, avec elle, l'inflammation parenchymateuse de Virchow ; il pourra produire de la douleur, quand l'organe possède des nerfs sensitifs. Lorsque le tissu est pourvu de vaisseaux, nous n'avons pas d'autre différence dans l'inflammation que son extension à ces vaisseaux ; mais, comme nous l'avons prouvé, et c'est là un point essentiel, l'irritation des vaisseaux peut produire leur dilatation et l'endo-suppuration, et par la dilatation des vaisseaux, on a des effets mécaniques, qui conduisent à la rougeur et au gonflement ; et ce dernier peut encore augmenter la douleur et prendre la forme de l'œdème. L'endo-suppuration conduit ensuite, par l'augmentation de perméabilité des vaisseaux, à la suppuration extra-vasculaire.

Il est inutile de dire que, si l'organe contient des muscles, ou des nerfs sensibles, ou des nerfs moteurs, ceux-ci aussi peuvent produire des symptômes spéciaux, résultant de leur irritation. Sous ce point de vue, on peut dire que l'inflammation parenchymateuse de Virchow est l'inflammation d'un organe, qui ne contient pas tous les éléments, qui peuvent se trouver dans d'autres organes, et au nombre de ces éléments manquant, sont les vaisseaux qui, au point de vue clinique, peuvent être regardés comme essentiels pour une véritable inflammation, mais qui manquent dans une inflammation *rudimentaire*. La présence des vaisseaux donne à l'inflammation un nouvel élément, qui est la source des symptômes les plus caractéristiques ; mais ceux-ci, quant à leur nature, ne diffèrent pas des symptômes de l'inflammation rudimentaire, c'est-à-dire que les uns et les autres sont l'expression d'une fonction élémentaire augmentée.

Quant à l'exsudat, il peut lui aussi être regardé comme l'effet d'une irritation des parties, qui constituent le parenchyme des organes et de leur fonction nutritive. Le temps lui manquant pour s'expliquer avec plus de détails sur ce sujet, le professeur Schiff déclare qu'il en fera probablement l'objet d'autres communications.

Enfin, M. Schiff, après avoir terminé sa communication, présente quelques dessins graphiques, relatifs aux expériences qu'il a exécutées, sur le sujet qu'il s'était proposé de développer.

DE LA PRESSION VEINEUSE

COMME CAUSE DE L'OEDÈME [1]

———

On a déjà eu l'occasion, dans ce journal, de parler des expériences du professeur Schiff, sur la pression veineuse, en rendant compte de ses leçons sur l'inflammation. Ces recherches ont été continuées, jusqu'à ces dernières semaines, et ont conduit à des résultats intéressants pour la pathologie.

On sait que, dans l'état normal, la pression veineuse est de beaucoup inférieure à la pression artérielle, et quand on compare la pression dans l'artère crurale à celle qui existe dans la veine du même nom, sans interrompre le cours du sang, on arrive rarement pour la pression veineuse à un septième ou un neuvième de la pression artérielle. Dans l'immense majorité des cas, la valeur relative de la pression veineuse est beaucoup moindre. La ligature de la veine principale d'une extrémité augmente, comme on sait, la pression veineuse; mais cette augmentation est inférieure à celle que l'on

(1) Résumé de quelques leçons faites par le professeur M. Schiff, au Muséum d'Histoire Naturelle de Florence, extrait du journal *l'Imparziale.*

pourrait supposer, après l'interruption du cours du sang dans la veine principale. Rarement, après la ligature de la veine crurale, la pression veineuse dépasse un cinquième, ou un quart de la pression artérielle. D'autre part, nous savons que, lorsque la veine sert d'unique intermédiaire pour ramener le sang vers le cœur, la pression dans la veine atteint presque, mais non pas tout-à-fait, la valeur de la pression artérielle. Ce fait est connu depuis les recherches de Magendie et Poiseulle. On voit donc que la veine principale ne peut constituer qu'une portion, relativement petite, de toutes les communications veineuses, qui reconduisent le sang des extrémités vers le cœur. Si, à la ligature de la veine principale, on ajoute celle d'un certain nombre de petites veines, qui peuvent servir de voies collatérales, la pression dans la veine principale augmente, et augmente d'autant plus, en se rapprochant toujours de la pression artérielle, qu'on a lié un plus grand nombre des petites veines, qui constituent des voies collatérales.

Un obstacle à la circulation veineuse est-il ou n'est-il pas suffisant, pour produire un gonflement œdémateux de la partie périphérique correspondante? telle est, on le sait, la question sur laquelle porte depuis longtemps la discussion, dans le champ de la pathologie. Plusieurs expérimentateurs assurent avoir vu survenir l'œdème des extrémités inférieures, après la ligature de la veine crurale, au niveau de l'anneau inguinal, ou après la ligature de la veine iliaque; et à l'appui de leur opinion, vient l'observation pathologique, qui montre l'œdème et l'anasarque, comme conséquences de l'obstacle à la circulation veineuse. Mais il y a d'autres observateurs, qui n'ont pu jamais, ou presque jamais, produire un œdème par la ligature de la veine crurale ou iliaque; et la pathologie connaît des cas où, même chez l'homme, l'œdème manquait, après une forte compression d'une veine principale.

Dans ces derniers temps, M. Ranvier, en France, a publié certaines expériences très intéressantes, d'où résulterait que la simple ligature de la veine iliaque, ou crurale, ne produit jamais un gonflement œdémateux; mais que lorsque, outre la ligature veineuse, on donne lieu à une paralysie des nerfs par la section des troncs nerveux principaux d'une extrémité, on a, après peu de temps, un gonflement œdémateux énorme de cette extrémité. Il faut noter que la section des nerfs n'a, par elle-même, aucun pouvoir de produire l'œdème. M. Ranvier admet que, dans tous les cas où l'obstacle au reflux du sang a produit un œdème, il y avait en même temps un affaiblissement, une paralysie du système nerveux, ou des nerfs vasomoteurs de la partie correspondante.

Les faits invoqués par M. Ranvier ont été confirmés dans beaucoup de cas, mais non pas dans tous, et la solution qu'il propose ne suffit pas à la pathologie. Sans discuter si les conclusions de M. Ranvier sont généralement admissibles, on ne peut pas admettre que dans tous les cas bien vérifiés, où une compression de la veine a produit un œdème, il y ait eu une diminution de l'activité nerveuse. En supposant même qu'une telle hypothèse soit admissible pour l'homme malade, on ne peut admettre la même chose dans les expériences sur les animaux sains, chez lesquels la ligature d'une veine principale a quelquefois produit l'œdème. Les expériences que le professeur Schiff a faites dans ses démonstrations au muséum d'histoire naturelle, paraissent donner une solution de la difficulté en question.

Sur une quantité de chiens, de chats et de grenouilles, le professeur Schiff prépare l'artère principale, et lie toute l'extrémité, moins l'artère. De cette manière toutes les veines restent liées. La pression dans la veine principale monte et s'approche beaucoup de celle de l'artère, et peu de temps après, se produit un œdème considérable. On peut attribuer cet œdème à l'obstacle de la circulation veineuse, après avoir écarté deux objections. La ligature en masse de l'extrémité, moins l'artère, lie en même temps les nerfs et les vaisseaux lymphatiques. Il est vrai que la ligature ne se fait pas assez forte pour interrompre toute l'action nerveuse ; mais on pourrait dire que la ligature produit un affaiblissement dans les nerfs, qui contribue au résultat. Sur quelques pigeons, sur une poule et sur plusieurs grenouilles, le professeur lie toute l'extrémité, moins l'artère et les nerfs principaux. Le mouvement se fait normalement au commencement ; la sensibilité persiste ; mais après peu d'heures, chez les animaux à sang chaud, chez les grenouilles, après un jour ou deux, il y a de l'œdème. Quant aux lymphatiques, on ne peut pas éviter leur ligature, quand on lie en masse une extrémité. Mais sur les grenouilles, on peut lier isolément les lymphatiques *principaux* de l'extrémité postérieure, en liant ce que l'on appelle le « cœur lymphatique inguinal ». Après cette ligature exécutée dans diverses saisons de l'année, il ne s'est jamais montré d'œdème : Pas même, quand, à cette ligature, on a joint celle de la crurale.

On peut donc conclure, que dans l'expérience de la ligature en masse, la production de l'œdème est indépendante des nerfs et des lymphatiques. Elle est même indépendante de l'irritation traumatique produite par la ligature, puisque, dans divers cas, on a observé que l'œdème commence par les doigts, par conséquent dans le point le plus éloigné de la ligature. Le professeur Schiff conclut de ses expériences, que l'oblitération temporaire de toutes les veines d'une région produit toujours l'œdème.

Dans une autre série d'expériences, pratiquées sur des chien le professeur ne liait pas toutes les veines, mais la veine principale et une portion plus ou moins grande des petites veines, qui peuvent servir de collatérales. Dix ou vingt minutes après la ligature, on venait mesurer la pression dans la veine principale, immédiatement au-dessous la ligature. Après la mensuration, l'ouverture de la veine était aussitôt fermée par une seconde ligature, et l'animal soumis à l'observation. Ces expériences ont conduit au résultat important, que dans tous les cas où les ligatures des petites veines suffisaient pour élever la pression sur la veine principale, à presque six dixièmes, ou plus, de la pression artérielle mesurée dans l'autre extrémité ou dans la carotide, il survint un œdème plus ou moins considérable de l'extrémité, où avaient été liées les veines. De sorte qu'enfin on pouvait prédire, d'après la mensuration de la pression, si un œdème serait ou non le résultat de l'opération. On conclut de ces expériences que, pour la production de l'œdème, une augmentation de la pression veineuse est nécessaire, augmentation qui doit être plus grande que celle qui résulte de la ligature isolée de la veine principale.

Mais il y a diverses circonstances, où la veine principale d'une région représente une plus grande partie de la circulation totale de cette région, que ne le fait *géné-*

ralement la veine crurale, ou brachiale, par rapport à la circulation veineuse totale de la jambe ou du bras. Ce cas se présente quand la veine principale est comprimée dans un point plus central qu'au pli inguinal ou au creux axillaire. Plus la veine est centrale, et plus elle comprend de petites veines qui, dans un point moins élevé, lui servent de collatérales ; d'autant plus grande est, par conséquent, l'augmentation de pression qui résulte *de sa ligature.* Ainsi s'explique le fait, que quelques expérimentateurs ont vu l'œdème se produire plus facilement à la suite de la ligature de la veine iliaque, que consécutivement à celle de la crurale, et que l'observation pathologique note presque toujours la présence de l'œdème, quand on vient à comprimer la veine cave à la hauteur du foie. Dans certains cas, la veine axillaire comprend déjà une grande quantité des petites veines qui, généralement, l'accompagnent. Sa ligature produit une plus grande stagnation veineuse, une plus grande pression qu'on ne voit dans la majorité des cas, et ainsi s'explique pourquoi, comme nous assure le professeur, il a vu, dans quelques expériences antérieures (faites sur des lapins et sur un chat), que l'on n'a pu reproduire dans ce cours, se produire un œdème après la simple ligature de la veine axillaire.

Après la paralysie des nerfs vasculaires, les petits vaisseaux se dilatent ; la circulation périphérique trouve moins d'obstacles et la presion dans les veines devient supérieure à la pression normale. Si à cette augmentation de pression se joint l'autre augmentation, qui provient de la ligature de la veine principale, cette ligature peut suffire à élever la pression veineuse, jusqu'aux deux tiers et plus de la pression artérielle. La pression se trouve

donc, dans ce cas, après la ligature d'une veine principale, par exemple de la veine iliaque, dans les limites
que l'expérimentation a démontré suffisantes pour la
production de l'œdème, et ainsi s'expliquent les observations de M. Ranvier. La ligature de l'iliaque suffit
pour produire l'œdème, quand, indépendamment de la
ligature, la pression veineuse est déjà augmentée par
la section des nerfs. On voit facilement que même les
exceptions à la règle donnée par M. Ranvier, peuvent
s'expliquer, quand on sait que la section des nerfs n'augmente pas la pression veineuse, dans tous les cas, au
même degré. (Il est aussi possible, que l'activité des
nerfs empêche la production de l'œdème, non-seulement
parce qu'elle empêche en partie la dilatation passive,
mais aussi parce qu'après la ligature d'une veine, les
nerfs compensent d'une manière active l'augmentation
de pression, en produisant, par action réflexe, une contraction vasculaire. Cette possibilité n'a pas encore été
examinée.)

Il semble qu'avec cette manière de voir, soient con-
ciliées les contradictions qui existent encore dans la
science, quant à la production de l'œdème par la ligature
des veines. Il dépend du degré d'augmentation de pression,
produite dans les veines par une ligature, ou par une
compression, qu'il en résulte ou non un gonflement
œdémateux.

Dans une autre série d'expériences, faites en injectant
des substances très finement pulvérisées dans les voies
circulatoires, le professeur a cherché à appliquer sa
manière de voir à la recherche du problème de la production de l'œdème par l'embolie capillaire. Cette série
d'expériences n'est pas encore terminée.

Nos lecteurs savent que le professeur Schiff a appliqué le résultat des expériences, dont il a été rendu compte ici, à l'explication de l'œdème dans l'inflammation, et nous avons déjà indiqué d'une manière générale comment il a justifié cette application. Nous espérons pouvoir donner dans un autre article, quelques détails sur les expériences, qu'il a exécutées publiquement dans ce but, dans les conférences qui ont eu lieu dans le laboratoire de physiologie.

DE L'INFLUENCE

DU SYSTÈME NERVEUX

SUR

LA CIRCULATION

QUELQUES EXPÉRIENCES DE TRANSFUSION DU SANG (1)

Le professeur Schiff, commençant cette année une nouvelle série de recherches sur l'innervation du cœur, voulait examiner en premier lieu quelle est la cause de l'affaiblissement apparent du cœur, qui se manifeste après la destruction de la moëlle épinière, ou après la séparation de la moëlle allongée. Cet affaiblissement apparent consiste : 1° Dans une faiblesse de la pression du sang, faiblesse qui commence après une courte période d'excitation, consécutive aux lésions des centres, et va toujours croissant de plus en plus et avec rapidité, jusqu'à ce que la pression soit arrivée au minimum ; 2° Dans une diminution de la fréquence du pouls, qui devient de plus en plus rare à mesure que la pression s'affaiblit, jusqu'à ce que, arrivé à une lenteur suffisante,

(1) Relation publiée dans le journal *lo Sperimentale* par le Docteur Angelo Mosso

il cesse de se ralentir, bien que la pression continue encore à s'abaisser jusqu'à la mort.

Tandis qu'autrefois la diminution de la pression était regardée par Bezold comme un signe direct de l'affaiblissement de l'énergie du cœur, Goltz, Ludwig et Thiry ont déjà fait observer qu'on peut, avec beaucoup de probabilité, attribuer la faiblesse de la pression à la paralysie vasculaire et à la dilatation des petits vaisseaux qui en résulte. De sorte que tous les nerfs vasomoteurs du corps ont leur centre dans la moëlle allongée et parcourent la moëlle cervicale, comme le professeur Schiff l'avait déjà indiqué dans ses *Recherches sur la physiologie du système nerveux* (Francfort, 1855, p. 198-219).

Le professeur Schiff avait alors indiqué que la paralysie, ou la suspension de l'influence de la moëlle allongée, produit une dilatation des petits vaisseaux et une dilatation moins évidente, mais réelle aussi, des troncs vasculaires, puisqu'ils sont munis d'une couche de fibres musculaires circulaires.

Ludwig et Thiry, dans l'explication qu'ils donnent du fait, ne tiennent compte que de la paralysie des petits vaisseaux, qui sont entre les grandes artères et les veines, et dont la contraction produit la pression dans le système artériel. Il est évident que lorsque ces petits vaisseaux ne sont plus contractés, mais au contraire dilatés par la paralysie, le sang artériel trouve un canal plus large qui le conduit dans les veines. La pression du sang artériel doit donc diminuer, même si la force du cœur reste entièrement la même; et la diminution de la pression sanguine réagit, selon ces auteurs, en ralentissant la fréquence du pouls.

Le professeur Schiff fit déjà observer, dans ses leçons

de 1866, publiées par le professeur Marchi, que, bien qu'il dût admettre lui aussi que, dans l'expérience mentionnée, la paralysie vasculaire était la cause de la faiblesse apparente du cœur, sa manière de voir diffère quelque peu de celle de Ludwig et Thiry. Ces auteurs ne s'appuient que sur la paralysie des petits vaisseaux, à laquelle donne lieu la section de la moëlle cervicale ; mais, dans son *Mémoire sur l'innervation des vaisseaux*, publié en 1855, M. Shiff a déjà indiqué qu'outre cette paralysie des petits vaisseaux, les grands vaisseaux eux-mêmes, dans plusieurs parties du corps et probablement dans toutes, se dilatent jusqu'à un certain degré et se relâchent après la paralysie des nerfs vasculaires, ou de l'ensemble des nerfs qui longent la moëlle dorso-cervicale, jusqu'à la moëlle allongée.

Partant de ce fait, on devait conclure, comme Goltz l'avait aussi indiqué, qu'après la paralysie de tous les nerfs vasculaires, la cause principale de la faiblesse apparente du cœur et de la diminution de pression, n'est pas essentiellement dans la facilité avec laquelle le sang artériel court à travers les petits vaisseaux dilatés du système veineux, mais que les grands vaisseaux dilatés eux-mêmes augmentent aussi de capacité et doivent retenir dans leurs canaux, devenus plus spacieux, une grande quantité de sang, qui ne peut retourner au cœur et, par conséquent, est soustraite à la circulation.

Un animal dont les vaisseaux sont paralysés et dilatés, est un animal relativement anémique, qui manque de sang, parce qu'une grande quantité en est retenue dans les vaisseaux périphériques.

Si cette façon de raisonner est juste, si chez un animal dont la moëlle est coupée, la pression et la fréquence du

pouls diminuent jusqu'à la cessation du mouvement
cardiaque, parce que l'animal est devenu relativement
exsangue ; et si la section de la moëlle n'agit pas sur le
cœur d'une autre manière, on doit pouvoir, dans les conditions indiquées, rendre au cœur sa force apparente,
en augmentant la quantité de sang au fur et à mesure
de la dilatation des vaisseaux élastiques paralysés, jusqu'à ce que le cœur reçoive toujours la même quantité
de sang, qui, dans l'état normal, lui arrivait de la périphérie du corps.

De très nombreuses expériences furent faites dans le
laboratoire, pour examiner cette manière de voir. Évidemment, pour augmenter la quantité du sang à mesure
qu'une partie du liquide sanguin en circulation vient
à être, pour ainsi dire, fixé dans les vaisseaux dilatés, il
fallait sur un animal, dont la section de la moëlle avait
été faite pendant l'éthérisation ou la narcotisation par
le curare, ouvrir une veine ou une artère et y introduire
du sang d'un autre animal de la même espèce, jusqu'à
ce que la pression dans les artères, pression dont on avait
sans cesse la mesure au moyen d'un manomètre, eût
atteint la même proportion qu'elle avait chez l'animal
vivant. Pour conserver à la circulation les conditions de
la vie, il fallait en même temps faire d'une manière
régulière la respiration artificielle, observer le manomètre à mercure et avoir un autre appareil pour compter,
de temps en temps, la fréquence du pouls.

Dans les premières expériences, on se procurait la
quantité de sang que l'on croyait nécessaire, au moyen
d'une saignée faite à la veine d'un autre chien, et on
faisait là transfusion avec une seringue de la façon généralement en usage. Dans ces expériences, on pouvait

élever, à un certain degré et pour quelque temps, la pression sanguine chez l'animal opéré, si la section avait
amené une forte diminution de la pression ; on pouvait
relever la fréquence du pouls jusqu'à un certain point,
mais toutes ces expériences n'étaient pas satisfaisantes
et ne pouvaient pas ramener, ou maintenir plus d'un
moment, à sa mesure normale, la force apparente du
cœur, après la section de la moëlle cervicale. La raison
de cet insuccès, c'était que la transfusion, qui devait
être assez abondante, exigeait un certain temps ; le sang
se coagulait dans le tube, et l'expérience était inter-
rompue, avant qu'elle fût terminée.

Dans une seconde série d'expériences, on chercha à
éviter la coagulation du sang et à vaincre l'obstacle, en
battant le sang avant la transfusion, pour lui enlever la
partie coagulable : de cette manière, on put introduire,
chez un chien mort, tout le sang donné par une saignée
faite à un autre chien ; mais ces expériences ne nous
conduisirent pas encore à un résultat satisfaisant, parce
qu'à la fin de la transfusion, la pression dans l'animal
mort et chez lequel la circulation fut maintenue par la
respiration artificielle, resta inférieure à la pression normale, bien que par la transfusion du sang elle se fût
élevée passagèrement. La fréquence du pouls, diminuée
après la destruction de la moëlle, s'était relevée, mais
n'était pas revenue telle qu'elle existait après l'application du curare, et avant la destruction du système nerveux central.

Évidemment le succès très incomplet de ces expériences indiquait que la quantité de sang injectée n'était pas
suffisante pour remplir les vides, que la paralysie des
nerfs vasomoteurs avait faits, dans le système vasculaire,

et que la dilatation, spécialement des veines paralysées, était beaucoup plus considérable que nous ne l'avions pensé d'abord. Dans une série de tentatives, on fit la saignée de plus en plus grande et on introduisit une quantité toujours croissante de sang dans les vaisseaux de l'animal paralysé : la pression, abaissée après la section, s'élevait toujours davantage et pour plus long-temps, mais restait encore inférieure à la pression normale et se maintenait pour peu de temps à son maxi-mum. Nous étions surpris de la grande quantité de sang que pouvait recevoir un système vasculaire paralysé, sans revenir à la tension, que les vaisseaux avaient avant la section, et on soupçonnait déjà que quelque hémor-rhagie interne pouvait peut-être évacuer dans une cavité du corps la grande quantité de sang introduit : mais l'autopsie nous montra à l'œil nu que pas une goutte de sang ne s'était répandue dans les divers organes du corps. La quantité de sang qu'il fallait introduire, était enfin telle qu'on devait hésiter à injecter une pareille quantité de sang défibriné, parce que, en agissant ainsi, on devait produire une altération de toute la masse san-guine : altération qui pouvait, en irritant le système nerveux, compliquer l'effet de la transfusion, que nous nous étions proposé d'observer.

Dans de telles conditions, il ne nous resta qu'un seul expédient pour introduire du sang normal en quantité illimitée, jusqu'à ce que la tension des vaisseaux para-lysés fût devenue égale à la tension des vaisseaux avant la section : il fallait faire arriver directement le sang artériel d'un grand chien, dans l'état normal, dans le système vasculaire d'un autre chien plus petit et para-lysé, et observer, pendant tout le temps de la transfusion,

l'état du manomètre, pour arrêter l'afflux du sang nouveau, quand la tension serait devenue normale.

Le poids des animaux, avant et après l'expérience, pouvait nous indiquer la quantité de sang passée de l'un
dans l'autre.

Nous choisîmes de petits chiens, qui furent d'abord
paralysés par le curare. On pratiqua la respiration artificielle et on introduisit le tube d'un manomètre enregistreur
dans une artère du cou ; le manomètre écrivait ainsi la
hauteur normale de la pression et les variations de la
pression normale sur un tambour, qui était mu uniformément par un mouvement d'horlogerie ; on notait en
même temps la fréquence du pouls. Après quelques
minutes, on arrêtait le mouvement et on faisait, sur le
chien curarisé, la section transversale de la moëlle épinière dans la région cervicale, généralement sous la
première vertèbre du cou. L'animal était ainsi virtuel-
lement décapité. On préparait rapidement l'autre chien.
Un tube, placé dans une artère, communiquait avec un
vaisseau de l'animal mort, chez lequel la respiration
artificielle, toujours continuée, maintenait le pouls et
la respiration. L'irritation produite par la section de la
moëlle augmentait au premier moment, et, quelquefois,
pendant six ou huit minutes, la pression sanguine et la
fréquence du pouls : généralement, ce temps d'irritation
suffisait pour préparer l'autre animal, qui était toujours
beaucoup plus grand que le premier. Une petite pince
à pression tenait provisoirement fermée la communication entre le système vasculaire de l'un et celui de
l'autre animal, et toutes les voies de communication
étaient remplies de liquide, pour empêcher que l'air ne
pût s'introduire dans la circulation du petit chien. Ces

préparatifs faits, nous devions généralement attendre
un peu, jusqu'à ce que le manomètre, qui était toujours
resté dans le vaisseau de l'animal mort, fût revenu, après
la période d'irritation, à la pression primitive. Alors le
mouvement d'horlogerie étant de nouveau mis en marche, on enregistrait sur le papier du cylindre l'abaissement de la pression et de la fréquence du pouls, résultat
de la paralysie de la moëlle. Quand la pression était
très basse, au point de nous paraître incompatible avec
la continuation d'une vie même partielle chez l'animal
empoisonné, on ouvrait la communication avec l'artère
du grand chien qui, jusqu'alors, avait patiemment
attendu. Le sang entrait dans les vaisseaux relativement
vides du petit animal, et la pression, indiquée par le
manomètre, commençait à s'élever rapidement. Nous
étions toutefois surpris du temps relativement long qu'il
fallait pour que la circulation, toujours vigoureuse, du
grand animal, eût poussé dans les vaisseaux du petit une
quantité de sang suffisante pour élever la tension des
vaisseaux de ce dernier au maximum de la pression, qui
existait avant la section de la moëlle, et quelquefois
nous dépassâmes un peu ce maximum. Alors la communication fut fermée de nouveau, et en voyant que la courbe
tracée par le manomètre se maintenait pour quelque
temps dans les limites de la pression normale, et que
même la fréquence du pouls s'était élevée et était re-
tournée dans les limites de la fréquence normale, nous
croyions avoir atteint notre but et avoir rempli les vides
des vaisseaux dilatés par la paralysie. Mais ce rétablisse-
ment de la circulation n'était pas définitif : Après un
temps plus ou moins long, la courbe commençait de
nouveau à s'abaisser et la fréquence du pouls diminuait;

bien qu'elle se maintint un peu plus longtemps que la pression. Nous devions reconnaître que la dilatation des vaisseaux augmentait encore longtemps après la section de la moëlle, et peut-être sous l'influence de l'augmentation de pression ; que la quantité de sang, qui d'abord suffisait pour remplir les vaisseaux, devenait, après peu de temps, insuffisante. Il fallait une nouvelle transfusion : et on ouvrait encore la communication avec l'animal vivant, jusqu'à ce que l'animal empoisonné eût de nouveau recouvré la pression et le pouls de l'état normal. Et, enfin, avec des transfusions répétées, dont l'effet généralement était de plus en plus durable, on pouvait rétablir, même après la section ou la destruction de la moëlle cervicale, la pression et le pouls pour un temps suffisamment long, et autant qu'il le fallait pour nous permettre de conclure que, après la section de la moëlle cervicale, la faiblesse apparente du cœur, qui se manifeste dans le pouls et dans la pression, n'est qu'un effet du manque relatif de sang dans le système vasculaire et n'a rien à faire avec une destruction de nerfs hypothétiques, qui devraient maintenir la force du cœur. Le cœur fonctionne comme avant, si la pression du sang est ramenée au *statu quo* antérieur.

Qu'on ne dise pas que, par la présence du sang d'un autre individu, on a irrité le cœur, et que par l'irritation on a compensé l'inactivité, qui est la conséquence de la paralysie, parce que ce sang étranger ne pourra être un irritant que ou par sa qualité, ou par sa quantité. Qu'il ne l'est pas par sa qualité, c'est ce que nous avons prouvé dans des expériences antérieures, en prenant à deux chiens jusqu'à 140 centim. cubes de sang, et injectant le sang du premier dans un vaisseau du second et *vice versâ*.

De cette façon, on introduisait le sang étranger sans augmentation de la quantité du sang et il ne se montrait sur aucun des deux chiens de signes d'irritation du cœur, ou des nerfs vasculaires. Tous les animaux qui servirent à ces expériences étaient bien, encore long-temps après.

Même chez l'animal curarisé, on ne produit pas d'irritation du cœur, quand, après une saignée abondante, on injecte une quantité égale au sang soustrait, du sang d'un animal sain.

Le sang étranger ne pouvait pas irriter par sa quantité, parce que, dans ce cas, on aurait dû avoir un excès relatif de la quantité de sang et partant de la tension des vaisseaux; mais l'observation continuelle du manomètre nous empêchait d'introduire un pareil excès, car la communication fut fermée au moment où la tension menaçait de dépasser trop la normale.

Après avoir observé que le cœur, à condition qu'il fût pourvu d'une quantité suffisante de sang, pouvait encore, malgré la dilatation vasculaire, produire une pression normale, le professeur Schiff conclut qu'après la section, ou la destruction de la moëlle cervicale, le cœur n'a nécessairement rien perdu de sa force, puisque celle-ci contribue à produire la pression. On pourrait objecter que cette conclusion, en tant qu'elle se rapporte à la pression moyenne, est erronée, parce que pendant le long temps de la transfusion, nous pourrions avoir introduit, dans les vaisseaux du petit animal, une quantité de sang telle qu'enfin la pression devait s'élever jusqu'à la normale, même sans l'intervention des contractions du cœur.

On devait donc prouver que c'est en réalité la con-traction du cœur qui, dans ce cas, complète la pression artérielle, et que ce n'est pas la quantité excessive du sang. Pour donner cette preuve, on fixa les deux fils d'un appareil d'induction au nerf vague qui, comme dans toutes les expériences précédentes, était toujours coupé. Quand la pression fut, par la transfusion, revenue à la hauteur normale, on fit agir un courant galvanique, souvent interrompu avec l'appareil d'induction ; le nerf vague fut irrité et le cœur cessa temporairement de se contracter. Immédiatement la pression du sang descendit et se rapprocha rapidement de son minimum. On avait ainsi à peu près la pression du sang en repos et la preuve que la quantité du sang ne pouvait pas, par elle-même, exercer une forte pression. Si l'on suspendait le courant galvanique primitif, le cœur reprenait de nouveau ses contractions, et à chacune s'élevait fortement le tracé de la courbe de pression.

L'élévation, pour chaque pulsation, fut énorme, et, après quelques moments, on avait non-seulement atteint la hauteur du tracé, telle qu'elle était avant la galvanisation, mais généralement cette hauteur fut de beaucoup dépassée. Il était, par conséquent, évident que le cœur possédait une force de contraction, qui suffisait non-seulement à détruire l'équilibre de la pression entre les artères et les veines, comme cela se passait avant la galvanisation, mais encore à produire une différence beaucoup plus grande, qui, dans certains cas, approchait du double.

Dans le mémoire que le professeur Schiff publiera sur cette question, il donnera, pour chaque chien, la quantité approximative du sang qui était nécessaire pour revenir à l'état primitif de la pression, après la paralysie du système vasculaire ; pour le moment, qu'il suffise de noter que, chez un chien du poids moyen de 5 kilogram., on devait augmenter la masse du sang de 230 à 300 gram. pour remplir en 30 à 40 minutes l'augmentation d'espace, qu'avait produite la paralysie du système vasculaire. La plus grande partie de ce sang s'accumulait dans les veines. On voit donc que l'état de contraction où sont tenues les veines, dans l'état normal du système nerveux vasomoteur, est relativement fort considérable ; et Goltz était déjà arrivé à cette conclusion, par une autre voie, dans ses expériences sur les grenouilles.

DES NERFS CARDIAQUES [1]

I

John Reid, le premier, avait observé qu'après la section des deux nerfs vagues au cou, le pouls ne reste pas uniformément égal, dans quelque condition que se trouve placé l'individu, mais qu'au contraire les mouvements du cœur sont encore susceptibles d'être modifiés par des excitations physiques et morales.

Le professeur Maurice Schiff, s'occupant de cette question, confirmait, en 1848 et 1849, les expériences de John Reid et déclarait que le nerf vague n'est pas le seul, mais le principal nerf excitateur du cœur, bien qu'alors on ne pût démontrer que dans le nerf vague seulement la présence des fibres accélératrices. Il attribuait l'augmentation des pulsations qu'on observe chez les animaux privés des nerfs vagues, à la suite d'une agitation générale, ou d'une cause quelconque, influant sur le système nerveux central, à une action nerveuse agissant directement sur le cœur; et partant, dans l'hypothèse de l'existence d'autres nerfs cardiaques, pouvant modifier le rythme du cœur, il s'appliquait dès lors à en rechercher la présence et le trajet.

(1) La relation de ces expériences a été publiée dans le journal *la Sperimentale*, 1872, par le docteur Angelo Mosso.

Plus tard, après que Ludwig et Thiry eurent démontré qu'une augmentation de la pression artérielle fait croître en général la fréquence du pouls, il semblait très probable que l'élévation, souvent à peine sensible, qu'une excitation générale pouvait encore produire après la section des nerfs vagues, fût due à l'augmentation de la pression artérielle, qui se produit si facilement après une excitation générale du corps.

Comme toutes les expériences entreprises pour constater la présence des nerfs accélérateurs du cœur, que quelques auteurs persistaient à admettre, étaient restées infructueuses, et qu'il était démontré que le sympathique n'avait aucune action excitatrice, il devenait de plus en plus vraisemblable que le nerf vague était le seul nerf moteur cardiaque.

La physiologie ne possédait aucun moyen pour rendre la fréquence du pouls absolument indépendante de la pression; et *a priori* il paraissait assez peu probable qu'on pût arriver à obtenir cette indépendance.

Le professeur Schiff, s'étant occupé de cette question dans ces derniers mois, découvrit le fait très intéressant et certainement très fécond en résultats nouveaux, que l'atropine donnée à petites doses détruit toute relation entre la pression du sang et le rythme des battements cardiaques.

On savait depuis longtemps que l'atropine paralyse les nerfs d'arrêt du cœur, contenus dans le nerf vague; mais maintenant, après la récente découverte de cette nouvelle propriété de l'atropine, nous pouvons produire, avec quelques gouttes d'une solution concentrée, une insensibilité telle du cœur à l'égard de la pression, que celle-ci peut augmenter ou diminuer du double, du tri-

ple, sans que le plus souvent la fréquence du pouls
éprouve la moindre altération. En admettant que le nerf
vague soit le seul nerf moteur du cœur et que l'élévation
du pouls qui se manifeste, après la section des nerfs
vagues, à la suite de quelques excitations, dépende de
l'augmentation de la pression sanguine, *l'atropinisation*
jointe à la section des nerfs vagues devrait rendre le
pouls régulier et invariable.

Les expériences, faites dans ce sens dans notre laboratoire, n'ayant pas confirmé cette supposition, le professeur Schiff s'appliqua de nouveau à la recherche des
nerfs excitateurs du cœur, et, après une longue série
de très brillantes expériences, qu'il publiera dans un
mémoire (1), non-seulement il démontra la présence des
nerfs excitateurs du cœur, mais il découvrit même la
voie tortueuse qu'ils suivent.

Ces nerfs appartiennent au système du nerf vague et
ont leurs racines dans le nerf accessoire. Leurs fibres
excitatrices entrent dans le nerf vague à la base du crâne ; et, chez le chien, elles se séparent du vague, avant
la sortie de ce nerf du second ganglion, c'est-à-dire du
ganglion du tronc, qui correspond au plexus gangliforme
chez l'homme, pour se réunir, en changeant de direction, au plexus cardiaque.

Andersch savait déjà que, chez l'homme, (et dans ce
siècle le fait a été confirmé pour plusieurs mammifères),
le nerf laryngé supérieur envoie, au niveau du larynx,
et dans la masse laryngée, un petit rameau anastomotique, vers une ramification du laryngé inférieur. Il est
probable que les nerfs cardiaques suivent le trajet de
cette anastomose, pour courir dans le rameau récurrent

(1) Voir le mémoire suivant : LE NERF VAGUE.

jusqu'à la cavité thoracique, et là entrent dans les rameaux déliés que le récurrent envoie au plexus cardiaque, et qui étaient déjà connus d'Andersch et de Neubauer, ou rentrent de nouveau dans le tronc du nerf vague, pour en sortir presque aussitôt avec ses derniers rameaux cardiaques.

II

Un des principaux agents d'excitation, outre l'excitation galvanique, dont se servit le professeur Schiff pour démontrer l'activité des fibres excitatrices du cœur découvertes récemment par lui, fut le trouble apporté à la circulation cérébrale, par l'oblitération des artères carotides.

On savait depuis longtemps qu'après la section des nerfs vagues, si l'on comprime le tronc des carotides primitives, l'anémie, produite dans le cerveau, agit comme un puissant irritant sur le système vasculaire ; la pression subit une forte élévation et le pouls croît considérablement en fréquence.

Dès le commencement de ces expériences, comme l'effet se produisait quelquefois très tard, jusqu'à une demi-minute après l'oblitération de l'artère carotide, et ne cessait pas immédiatement, mais bien peu à peu, après sa réouverture, et que, d'ailleurs, on pouvait observer que l'oblitération d'autres artères beaucoup plus volumineuses que les deux carotides, ne produisait pas un effet semblable, mais seulement une élévation peu notable de la pression, qui cessait rapidement, il n'y avait pas lieu de supposer que l'élévation produite, par l'oblitération des carotides, dépendît uniquement d'une cause mécanique, c'est-à-dire de la diminution d'extension du système circulatoire. Quand on liait successivement le tronc des deux carotides primitives, la ligature de la dernière artère produisait un effet beaucoup plus considérable que l'occlusion des deux artères sous-clavières et de l'aorte abdominale, et la pression du sang croissait en même temps que la fréquence du pouls, comme dans la tétanisation de la moëlle cervicale. On avait supposé en principe que l'élévation du pouls, qui se produit précisément à la suite de l'irritation de la moëlle spinale, n'était qu'une conséquence de l'augmentation de pression ; mais en cherchant ensuite à examiner si l'atropine pouvait neutraliser l'action excitatrice sur le cœur, dans le cas d'augmentation de pression par oblitération des carotides, on voyait que, bien que les nerfs vagues fussent coupés et l'animal très bien *atropinisé*, il ne manquait jamais de se produire, avec l'élévation de la pression, une certaine augmentation dans la fréquence des battements cardiaques ; et on devait conclure qu'à côté de l'excitation vasculaire, existait une excitation directe des nerfs cardiaques accélérateurs qui, au cou, n'étaient pas contenus dans la gaine des nerfs vagues.

Le professeur Schiff découvrit de cette manière un moyen très simple de démontrer la présence des nerfs excitateurs du cœur ; et quand, par de longues recherches, il arriva à déterminer le trajet complet de ces nerfs, il put démontrer d'une façon encore plus évidente, qu'une interruption, faite en un point quelconque du trajet que j'ai décrit plus haut, suffisait pour empêcher l'élévation du pouls, dans le cas d'excitation produite par l'oblitération de la carotide.

Je retracerai en quelques mots une de ces expériences, pour montrer combien la reproduction en est facile et sûre. On dépose sous la peau d'un chien quelques gouttes d'une solution saturée de sulfate d'atropine, puis on lie

et on injecte dans la veine jugulaire une petite quantité
de curare, on pratique la respiration artificielle si c'est
nécessaire, et on entoure par exemple les nerfs laryngés
inférieurs avec une anse de fil, pour pouvoir les retrouver rapidement dans la plaie à un moment donné. On
coupe le nerf vague au cou et on prépare la communication du tronc d'une carotide primitive avec le manomètre ; et lorsque la fréquence du pouls et la pression
sont redevenues constantes, on oblitère la carotide qui
n'a pas été déviée dans le manomètre, et aussitôt la pression et le pouls augmentent considérablement. On répète
quelques fois cette expérience, pour avoir une idée de l'augmentation de la pression et du pouls, à la suite de l'excitation produite par l'anémie relative du cerveau ; puis
on rouvre l'artère, on attend le retour à l'état normal,
et on coupe les nerfs laryngés supérieurs.

Cette opération produit en général une élévation du
pouls, due à une irritation mécanique des fibres excitatrices, mais c'est là un effet passager qui disparaît vite.
Si ensuite on ferme les deux carotides, la pression du
sang monte comme auparavant, mais il n'y a plus élévation du pouls ; et même quand on coupe un seul des
nerfs laryngés, l'irritation centrale des fibres excitatrices n'a plus aucun effet visible sur le rythme du
cœur.

Il est à peine nécessaire de dire que le professeur Schiff
examinait, dans cette série d'expériences, si les fibres
motrices qu'il avait retrouvées obéissaient seulement
à l'irritation par anémie cérébrale, ou si, comme c'était
beaucoup plus probable, elles étaient aussi excitables
par les irritants ordinaires. Il se servit des excitations
mécaniques et des courants induits à direction alternante

ou égale ; l'interruption du premier courant se fit presque toujours avec l'interrupteur de Neeff, ou avec une roue dentelée, qui donnait plus de 200 interruptions à la seconde. Après la section du nerf vague au cou, sur un animal *atropinisé*, dont le pouls était resté constant pendant six ou sept unités de temps, il fit passer le courant dans une portion des deux nerfs laryngés supérieurs ou inférieurs, et il observa toujours une augmentation quelquefois très considérable du pouls, qui croissait d'autant plus rapidement que le courant était plus fort (1).

(1) Le mémoire italien donne ici le récit de cinq expériences faites, sous la direction de M. Schiff, par M. A. Mosso lui-même, dans le but de rechercher l'effet produit par l'irritation chimique des nerfs, découverts par le professeur, sur les mouvements du cœur. Nous n'avons pas cru devoir traduire ces expériences, dont les détails, bien qu'intéressants au plus haut point, auraient pu paraître un peu longs au lecteur : nous nous contentons d'en signaler les résultats, en reproduisant le troisième et dernier paragraphe du mémoire de M. A. Mosso :

III

« L'irritation chimique des nerfs, outre la simplicité et la rapidité de l'exécution, présente l'avantage, qui n'est pas indifférent, de pouvoir limiter l'action sur un point déterminé du nerf.

« Par les expériences décrites, faites en irritant les nerfs cardiaques au moyen d'une solution de potasse, on voit clairement :

« 1° Que l'irritation des nerfs vagues produit une augmentation des pulsations, augmentation qui est due aux fibres excitatrices du cœur, qui suivent le trajet des nerfs vagues ;

« 2° Qu'en isolant le rameau du sympathique du tronc principal du nerf vague, on obtient encore une augmentation de la fréquence, en irritant les fibres du nerf vague avec la potasse, tandis que l'irritation du sympathique reste sans effet visible sur le rythme du pouls ;

« 3° Que l'irritation mécanique des nerfs laryngés inférieurs, produite par la simple section, est déjà capable par elle-même de faire croître le nombre des battements cardiaques ;

« 4° Que, indépendamment de l'augmentation de pression, l'irritation des nerfs laryngés inférieurs, faite au moyen d'une solution de potasse, est capable d'augmenter considérablement la fréquence du pouls ;

« 5° Que l'augmentation des pulsations du cœur est, à un certain point, proportionnelle à l'intensité de l'irritation. Si ce résultat est moins clair en se servant de l'irritation chimique, il est mieux mis en lumière par les expériences exécutées au moyen de l'irritation galvanique. »

LE NERF VAGUE

ACCÉLÉRATEUR DES MOUVEMENTS CARDIAQUES

NOUVELLES RECHERCHES

MÉMOIRE COURONNÉ PAR L'ACADÉMIE DE MÉDECINE DE FLORENCE (1)

I

Le docteur A. Mosso a déjà publié le récit des expériences qui prouvent que la destruction de la moëlle épinière, ou de la communication de la moëlle allongée avec cette dernière, n'entraîne pas directement un affaiblissement du cœur. Ce fait n'exclut pas toutefois que, dans la moëlle épinière, il y ait des nerfs dont l'excitation puisse augmenter l'action du cœur. La persistance de la force normale de cet organe n'est pas nécessairement liée à la persistance de toutes les forces nerveuses, capables, en cas d'excitation, d'augmenter les contractions cardiaques. La destruction des nerfs hypothétiques accélérateurs rend nécessairement impossible une accélération par excitation nerveuse directe; mais l'absence de la possibilité d'accélération n'entraîne pas nécessai-

---

(1) Extrait du journal lo Sperimentale, novembre 1872.

rement une diminution de l'action normale, puisque celle-ci s'accomplit sous des influences intrinsèques. Il restait donc toujours à examiner si une irritation de la moëlle épinière, ou de ses nerfs, peut accélérer le mouvement du cœur, indépendamment de la pression sanguine, produite par cette irritation. Nous avons étudié cette question de diverses manières. En premier lieu, sur des animaux soumis à l'influence du curare, nous avons coupé la moëlle allongée, et puis la moëlle épinière au-dessous de l'origine des nerfs accélérateurs: Cette seconde section fut faite pour diminuer ou abolir, autant que possible, l'influence de la portion que nous voulions irriter, sur les vaisseaux de la partie inférieure du corps, afin d'éviter, de cette manière, qu'une augmentation de pression ne résultât de l'irritation ; dans tous ces cas, on coupait au cou les nerfs vagues et sympathiques, et souvent aussi les nerfs axillaires, pour empêcher l'influence de la portion isolée de la moëlle épinière, sur la contraction des vaisseaux de l'extrémité supérieure. De plus, on coupait quelquefois aussi le nerf grand sympathique dans la cavité thoracique, au-dessous du troisième ganglion. Avec ces précautions, nous réussîmes souvent à produire l'irritation de la moëlle épinière, munie encore de toutes ses communications avec le cœur, sans donner lieu, même passagèrement, à la plus légère élévation de la pression du sang. Nous nous sommes assurés du fait, en nous servant d'un manomètre, lié dans l'artère, dans lequel le mercure, était remplacé par un appareil élastique. Nous avons pris un manomètre dans lequel, suivant la proposition de Fick, un ressort creux, rempli d'esprit de vin, recevait la pression, ou un manomètre à air agissant sur une vessie de caoutchouc. Dans tous les cas où l'irritation même énergique de la moëlle épinière cervicale et thoracique supérieure n'avait pas produit une élévation de la pression, cette irritation ne produisit pas non plus d'augmentation dans la fréquence du pouls. Cette augmentation de fréquence manquait même dans les cas, où une élévation *légère* et *passagère* de la pression ne pouvait pas être évitée. Ce résultat, nous l'avons confirmé dans un très grand nombre d'expériences, faites à divers degrés d'empoisonnement par le curare, et même sous l'influence du chloroforme ou du chloral. Pour expliquer le résultat opposé, que quelques auteurs disent avoir obtenu après l'irritation de la moëlle cervicale, il ne nous reste d'autre moyen que de supposer que ces auteurs n'ont pas pu éviter une augmentation passagère de la pression, augmentation qui est restée cachée, grâce aux oscillations propres du manomètre à mercure, dont jusqu'ici presque tous les auteurs se sont servi. En effet, dans toutes les expériences de nos prédécesseurs, on avait pris autant de précautions que nous en avons pris nous-même, pour éviter toute influence de la moëlle épinière sur la pression du sang dans les vaisseaux, et nous devons confesser que même nos précautions se montraient quelquefois insuffisantes, et qu'on ne pouvait pas toujours éviter une petite élévation de l'indicateur manométrique.

Mais ces expériences ne nous contentaient pas ; elles ne pouvaient, en effet, prouver autre chose que l'absence d'une influence sur le rhythme du cœur, dans les filaments nerveux que nous avions conservés et que nous ne devions pas détruire, afin d'éviter que le système sanguin périphérique ne fût lui-même influencé : il est vrai qu'au milieu de ces filaments conservés, se trouvalent tous ces nerfs qui, jusqu'ici, ont été regardés comme accélérateurs du cœur, mais de tels accélérateurs peuvent exister, et, contrairement à l'opinion de quelques auteurs modernes, suivre précisément le trajet des nerfs que nous étions obligés de couper. — On devait donc chercher, pour prouver d'une manière définitive l'absence des nerfs accélérateurs du cœur, à irriter la moëlle épinière sans avoir coupé un seul nerf, qui pût, par une voie plus ou moins directe, communiquer avec les nerfs cardiaques, connus jusqu'ici.

Comme on le voit, la difficulté principale qui s'oppose à une telle expérience, c'est que l'irritation des nerfs spinaux augmente la pression du sang, et que cette augmentation de la pression réagit, de son côté, sur la fréquence du pouls, le plus souvent en faisant croître le nombre de ses pulsations et aussi, dans quelques cas plus rares, en le ralentissant. Si donc nous trouvons une augmentation, avant de l'attribuer à une irritation des nerfs cardiaques, nous devons nous assurer qu'elle n'est pas produite indirectement par l'élévation de la pression.

Nous avons cherché s'il n'existait pas un moyen de rendre la fréquence du pouls absolument indépendante de la pression du sang. Bien que *a priori* il ne nous parût pas probable qu'une telle indépendance pût être produite artificiellement, nous avons tenté plusieurs moyens, et nous avons eu le bonheur de réussir complétement, en administrant l'atropine à petites doses par injections sous-cutanées. On sait depuis longtemps que l'atropine paralyse très facilement les nerfs de ralentissement du cœur, qui sont contenus dans le nerf vague. Nous pouvons ajouter, d'après les expériences faites dans ce trimestre, qu'une quantité d'atropine un peu supérieure à celle qui suffit pour paralyser le nerf d'arrêt, produit une telle insensiblité du cœur à la pression, que celle-ci peut être augmentée jusqu'au double et au triple, ou diminuée jusqu'à la moitié et même au tiers, sans que souvent la fréquence du pouls subisse la moindre altération.

Un moyen était donc trouvé, pour faire l'expérience que nous nous étions proposée : il fallait d'abord administrer à l'animal une faible dose d'atropine, puis, lorsque se montraient les premiers signes de l'empoisonnement, le narcotiser par le curare; le sommeil produit par le curare peut très bien coexister avec l'effet de l'empoisonnement par l'atropine, sans que l'un de ces deux empoisonnements apporte aucun trouble à l'autre. Ensuite on coupait au cou les nerfs vagues et sympathiques; on séparait la moëlle épinière de la moëlle allongée. Cette dernière opération, chez les animaux traités par l'atropine, produisait comme toujours, pendant quelque temps, un abaissement de la pression, mais n'agissait plus sur la fréquence du pouls, qui en restait indépendante. Après ces préparations, nous pouvions irriter la moëlle épinière, avec ses nerfs intacts, jusqu'à la production d'une pression sanguine énorme; il ne se montrait plus de trace d'augmentation dans la fréquence du pouls. On pouvait irriter directement, avec les plus forts courants induits, la partie inférieure de la portion cervicale de la moëlle épinière, que l'on a regardée comme le principal agent d'accélération : l'effet sur la pression se produisait immédiatement; la prétendue accélération ne se montrait pas. Quand l'action de l'atropine n'était pas complète, les plus fortes pressions avaient encore une faible influence sur la fréquence, mais cette influence fut toujours immédiatement reconnue, et quelques nouvelles gouttes d'atropine suffisaient pour la faire disparaître. L'influence de l'atropine est tellement prononcée, que, chez un animal qui a reçu quelques gouttes de cette substance sous la peau, on peut lier l'aorte thoracique, et les deux artères brachiales, de manière à ce que la pression du sang devienne très grande dans la carotide, sans que la fréquence du pouls s'en ressente. Un animal empoisonné avec une faible dose d'atropine, que l'on renouvelle de temps en temps, peut vivre plusieurs jours avec une circulation très régulière, bien que la fréquence du pouls soit complètement indépendante de la pression. Les expériences faites sur les nerfs spinaux et sur les nerfs sympathiques cervicaux et abdominaux des animaux traités par l'atropine, démontrent que la plus forte irritation de la moëlle épinière reste sans effet direct sur la fréquence du pouls : et aux défenseurs des nerfs accélérateurs spinaux, il ne resterait que l'objection très vague et peu probable que l'atropine, qui paralyse les nerfs d'arrêt du cœur et rend le cœur insensible à l'altération de la pression, puisse aussi paralyser un grand nombre de nerfs accélérateurs, de sorte que ces nerfs pourraient faire défaut chez les animaux *atropinisés*, mais non chez les animaux sains. D'autres faits, que nous avons observés, montrent que cette supposition n'est pas fondée.

On sait combien varie, chez les divers individus, la facilité avec laquelle le pouls réagit contre une oscillation de la pression. Il est des animaux sains, chez lesquels une faible augmentation de pression suffit pour produire une accélération du pouls : il y en a d'autres, chez lesquels cette accélération se montre seulement lorsque l'augmentattion de la pression est très considérable, et il y en a chez lesquels cette augmentation de pression, pour produire une élévation du pouls, doit être supérieure à celle qui, chez les chiens, est la conséquence d'une irritation de la moëlle épinière. Expérimentant sur un grand nombre d'animaux *curarisés*, nous avons fait la compression de l'aorte thoracique inférieure, pour trouver un certain nombre de chiens chez lesquels, au moins durant l'influence du curare, une élévation de la pression, produite de cette manière, ne fût pas suivie d'une augmentation dans la fréquence du pouls. Après avoir trouvé quelques-uns de ces chiens, nous avons pratiqué l'irritation de la moëlle épinière, en coupant auparavant les nerfs vagues et sympathiques au cou. Ici l'irritation agissait sur une moëlle, dans laquelle aucun nerf n'était détruit, dans laquelle l'atropine ne pouvait paralyser aucun filament; ici donc, il était à supposer que l'irritation dût fortement augmenter le pouls, si une telle augmentation pouvait être produite par l'action de la moëlle, sans l'intervention de la pression. Le pouls resta inaltéré dans sa fréquence, quand on agissait sur la partie inférieure de la moëlle cervicale, ou quand, après la section de la moëlle allongée avec les nerfs qui l'accompagnent, l'irritation agissait sur toute la moëlle cervicale. Ces expériences complètent la preuve, que les nerfs spinaux accélérateurs du cœur n'existent pas.

II

Des recherches antérieures, déjà commencées en 1847 et continuées pendant de longues années, m'avaient montré que dans le nerf vague au cou existent des fibres, dont l'irritation peut augmenter la fréquence des battements du cœur, donc de véritables fibres accélératrices. Ce fait a été nié par un très grand nombre d'auteurs, parce qu'il est très difficile de pratiquer l'irritation des nerfs vagues, de manière à ce que les fibres d'arrêt ne soient pas irritées en même temps, venant ainsi masquer les fibres accélératrices, auxquelles elles sont supérieures. Heureusement ces dernières obéissent déjà à une irritation, qui n'agit pas encore sur les fibres d'arrêt, de sorte qu'une excitation très faible, dont on doit rechercher la force avec le plus grand soin, nous révèle l'existence des premières, sans réveiller l'activité des secondes. — On comprend que l'augmentation de la pulsation, obtenue par ce procédé, si elle reste proportionnelle à l'état d'irritation des nerfs, doit toujours être très petite, de sorte qu'on pourrait la traiter d'insignifiante, si la constance du fait ne compensait pas le peu d'extension de l'effet. On sait que d'autres auteurs encore, et surtout Molescott, ont répété ces expériences et confirmé leur exactitude. En outre du nerf vague, on a encore attribué à la portion cervicale du grand sympathique la propriété de pouvoir exciter le mouvement cardiaque et augmenter sa fréquence ; à cet égard, mes expériences ne sont pas positives. Sur les lapins, chez lesquels le sympathique cervical s'isole facilement, je n'ai jamais pu constater avec sûreté que l'irritation de ce nerf pût augmenter la fréquence du pouls, quand j'avais, trois ou quatre jours avant l'expérience, extirpé les nerfs accessoires. Quelquefois j'ai vu, à la suite de l'irritation du sympathique cervical, une élévation modérée de la pression artérielle, et, à la suite de cette élévation de pression, il se produisit parfois une très légère augmentation de la fréquence du pouls; mais on comprend que de telles expériences, faites en grande partie pendant les années 1856 et 1857, ne suffisent pas pour nous faire attribuer au nerf sympathique cervical la possession de fibres, ayant le pouvoir d'accélérer les mouvements du cœur.

J'ai dit que j'avais fait, comme préparation des animaux, l'extraction du nerf accessoire; et une telle préparation est nécessaire, parce que l'accessoire est esssentiellement la partie motrice du nerf vague, et celle d'où tirent leur origine toutes les fibres motrices du cœur, qui appartiennent au nerf vague. En dehors de la cavité du crâne, il existe diverses anastomoses entre le nerf vague, le nerf accessoire et le nerf grand sympathique, anastomoses qui auraient pu communiquer à l'accessoire des fibres cardiaques motrices appartenant en réalité au nerf de Willis (1), c'est-à-dire à l'ensemble du

(1) Le nerf de Willis, huitième paire des nerfs crâniens, comprend trois portions d'après cet anatomiste : la première est constituée par le nerf glosso-pharyngien ; la deuxième par le nerf pneumogastrique, ou nerf vague; la troisième par le nerf spinal, ou nerf accessoire. Les anatomistes français ayant à peu près généralement adopté une autre classification des paires de nerfs crâniens, le lecteur devra, pour la parfaite intelligence des détails qui suivent, avoir présentes à l'esprit ces dénominations anciennes, que nous avons cru devoir conserver, pour être parfaitement fidèle au texte de notre auteur.   Dr G.

nerf vague. Pour ne pas être induit en erreur par de telles fibres anastomotiques, on devait faire atrophier tous les filets nerveux qui, dans le sympathique, appartiennent au système du dixième nerf, ce qui se fait en extirpant ses racines motrices. Il semble que si Bezold avait agi ainsi dans toutes les expériences, dont le but était d'examiner l'influence du sympathique sur le cœur, il n'aurait jamais pu trouver que, chez les lapins, ce nerf participe aussi, non pas toujours, mais quelquefois, à la propriété que possède le nerf vague, d'agir comme nerf d'arrêt.

Quoi qu'il en soit, pour moi, le nerf vague était toujours le seul nerf, dans lequel on pût prouver l'existence de fibres accélératrices; néanmoins, dans mes premiers travaux de 1848 et 1849, je désignai le nerf vague, non comme le *seul*, mais comme le *principal* nerf excitateur du cœur. Cette manière de voir, que quelques auteurs regardaient à cette époque, et plus tard aussi, comme très exagérée, trouve sa justification dans un fait que John Reid avait observé avant moi, et qu'il m'était aisé de confirmer : c'est qu'après la section des deux nerfs vagues au cou, le pouls ne reste pas uniformément égal, quelles que soient les conditions dans lesquelles le corps se trouve placé ; mais qu'au contraire, des excitations physiques et morales, comme un mouvement violent ou la peur, peuvent encore produire une certaine élévation du mouvement cardiaque. Je pus confirmer plus tard, en 1861, que chez les lapins, même après l'extirpation complète des deux nerfs accessoires, un fort mouvement accélère encore le pouls, beaucoup moins toutefois que lorsque les racines motrices du vague étaient encore actives. Chez les chats, je fis de semblables expériences, et, après l'extirpation du nerf de Willis, je constatai seulement une trace souvent douteuse d'augmentation, après une forte agitation des animaux. Et même cette trace manquait, dans beaucoup de ces expériences sur les chats.

Si donc une agitation générale, ou une influence agissant sur le système nerveux central, augmente le pouls, je croyais alors, en 1849, devoir attribuer cette augmentation à une influence nerveuse s'exerçant directement sur le cœur; et, par conséquent, je devais supposer que, en dehors du nerf vague, il existait encore d'autres nerfs cardiaques, moins importants que ce dernier, pouvant augmenter la fréquence du pouls : nerfs qu'à cette époque, et depuis lors, j'avais recherchés en vain. Il ne me venait pas alors à l'idée d'attribuer l'augmentation du pouls que j'observais, à une élévation de la pression artérielle, produite par l'agitation, parce que, dans quelques expériences que j'avais faites à cette époque, le hasard ne m'avait montré que des lapins, chez lesquels l'augmentation de la pression artérielle avait produit une dépression de la fréquence du pouls. J'avais fait ces expériences sur la pression sans couper le nerf vague; mais plus tard j'appris qu'après la section de ce nerf, ou, ce qui revient au même, après l'extirpation du nerf accessoire, une élévation considérable de la pression artérielle, augmente généralement la fréquence des pulsations cardiaques; et les expériences de Ludwig et Thiry ont montré que, dans ces conditions, la diminution de la fréquence est plutôt une exception à la règle.

A partir de ce moment, il n'était plus nécessaire, à moins que d'autres faits ne vinssent à l'appui de cette opinion, de supposer encore la présence d'autres nerfs moteurs du cœur, existant en dehors du système du nerf vague. Puisqu'il était prouvé que l'irritation d'aucun autre nerf ne pouvait produire une augmentation dans la fréquence des battements du cœur, on devait se demander, si cette augmentation souvent rudimentaire, qu'une excitation générale pouvait encore produire, après la section des nerfs vagues, ou plutôt après l'extirpation des nerfs accessoires, n'était pas due à une élévation de la pression artérielle, élévation qui se développe si facilement après une excitation générale du corps, et qui, précisément dans ces conditions, c'est-à-dire après la paralysie du nerf vague, produit si souvent, comme effet secondaire, une augmentation des pulsations.

Les recherches précédentes nous avaient de nouveau démontré que les nerfs dits accélérateurs spinaux du cœur, qui sont les seuls nerfs accélérateurs admis par quelques auteurs, n'existaient pas, du moins chez les chiens et les chats examinés par nous. Une autre série d'expériences nous avait montré que, même dans l'hypoglosse, dont le rameau appelé *descendant*, s'accole aux nerfs du plexus cardiaque, il n'existe pas de nerfs accélérateurs. Nous pouvons ajouter aussi que l'irritation du dernier ganglion cervical du grand-sympathique, faite avec toutes les précautions nécessaires pour diminuer, autant que possible, l'élévation de la pression du sang, qui est souvent la conséquence de ces irritations, n'amenait pas, dans nos expériences, une augmentation du pouls. Toutes ces observations rendaient probable, plus que jamais, que le nerf vague était peut-être le seul nerf moteur du cœur; et la récente découverte, dont nous avons parlé plus haut, de la nouvelle propriété que possède l'atropine, de rendre le pouls tout à fait indépendant de la pression, nous poussait à examiner de nouveau cette question.

Si l'on admet que le nerf vague est le seul nerf moteur cardiaque, et que l'augmentation du pouls qui, dans certaines conditions, se produit encore, après la section de ce nerf, dépend d'une modification de la pression du sang, l'*atropinisation*, jointe à la section du nerf vague, doit rendre le pouls régulier et presque invariable : Cette supposition ne paraissait pas se confirmer dans nos premières tentatives.

Il y a quelques années, un expérimentateur russe a découvert que lorsque, sur un animal empoisonné par le curare (l'auteur expérimentait sur des chats), on comprime les deux carotides primitives, de manière à produire une anémie relative du cerveau, cette anémie agit à la façon d'une forte irritation sur le système vasculaire : la pression monte fortement, et le pouls subit une augmentation considérable dans sa fréquence. Dans cette expérience, les nerfs vagues sont coupés. Comme l'effet se produit quelquefois très tard, jusqu'à une demi-minute après la fermeture de l'artère, comme il ne cesse pas immédiatement, mais peu à peu, après la réouverture, et comme l'occlusion d'autres artères, beaucoup plus volumineuses que les deux carotides, n'entraîne pas un effet semblable, mais seulement une élévation plus légère de la pression, élévation qui se produit et disparaît immédiatement, il n'était pas à supposer que cette altération de la pression dépendît seulement d'une cause mécanique, c'est-à-dire de la diminution d'étendue du système circulatoire. Ces considérations acquièrent encore plus d'importance, quand on fait l'ex-

6

périence en pratiquant, non pas la fermeture simultanée, mais, comme nous l'avons fait, la fermeture
successive des deux carotides. Dans ce cas, l'occlusion
de la seconde carotide influe sur la pression, dans une
mesure beaucoup plus grande, que l'occlusion de l'aorte
abdominale, ou celle des deux artères sous-clavières. Si
l'on réfléchit que le cerveau reçoit la plus grande partie
de son sang, au moins chez les mammifères domestiques, des artères vertébrales, on voit qu'il ne reste, pour
la carotide, que la circulation de la face et celle d'une
petite partie du cerveau : et cette étendue n'est, certainement, pas plus grande que celle qui correspond aux
divisions de l'aorte abdominale. Si, malgré cela, l'occlusion de la seconde carotide produit l'effet que nous
venons d'indiquer, et qui a été comparé avec raison, par
le premier expérimentateur qui l'a observé, à celui de la
tétanisation de la moëlle cervicale, nous sommes justi-
fiés de regarder les phénomènes amenés par l'occlusion
de la seconde carotide, comme le résultat secondaire
d'une irritation nerveuse, et cette manière de voir est précisément confirmée par la forme de la courbe de la pression,
obtenue après l'occlusion des carotides, et spécialement
par les retards que l'on observe entre les élévations successives, et par quelques autres faits que nous avons à
exposer ici.

Nous avons supposé *a priori* que l'effet primitif de
l'état d'irritation, produit par la fermeture des carotides,
est une contraction des tuniques musculaires des vaisseaux petits et grands, ce qui explique l'élévation de
pression, que le premier expérimentateur observa dans
les artères, et que nous avons pu constater aussi dans
les veines, spécialement dans la veine jugulaire et dans

la veine crurale, ainsi qu'à l'intérieur du cœur droit. L'observation directe nous montra, en effet, cette contraction vasculaire, au moins dans les vaisseaux de moyenne grandeur des extrémités antérieures et postérieures des chiens. Nous avons supposé que l'augmentation de fréquence du pouls, conformément à ce qui se voit après l'irritation de la moelle épinière, n'est que la conséquence ultérieure de l'élévation de la pression.

Voulant examiner si l'atropine peut neutraliser l'action excitatrice sur le cœur, dans toutes les élévations de la pression, obtenues par les méthodes connues jusqu'ici, c'est-à-dire par l'injection de liquides dans le système vasculaire (nous avons employé de l'eau tiède et du sang), par l'occlusion des principales artères du corps, par celle de la veine cave, par l'action de l'acide carbonique sur le sang dans l'état axphyxique, nous voulions aussi essayer l'occlusion des deux carotides : et nous étions très étonnés de voir que, dans ce cas, bien que les deux nerfs vagues eussent été coupés au cou, et que l'animal eût été bien *atropinisé*, il ne manquait jamais de se produire, en même temps que l'élévation de la pression, une certaine augmentation de la fréquence du pouls, qui quelquefois se montrait déjà, avant que la pression se fût rapprochée de son maximum.

Il fallait donc conclure, ou que l'augmentation de fréquence était produite par l'élévation de la pression, et que cette pression était telle, que l'atropine ne pouvait neutraliser son effet; ou que nous avions ici, à côté de l'excitation vasculaire, une excitation directe de certains nerfs cardiaques accélérateurs, qui ne seraient pas contenus dans le nerf vague au cou. La première de ces possibilités est peu probable : on ne peut voir ce que pourrait avoir de particulier *cette augmentation* de pression, comparativement à toutes les autres, auxquelles donnent naissance une semblable contraction vasculaire, et dont l'effet est neutralisé par l'atropine. D'autre part, il arrive que, dans quelques cas, après la réouverture des carotides, la fréquence du pouls retourne déjà au chiffre normal, alors que la pression s'est encore peu abaissée, et est encore plus élevée, que celle qui existait pendant la période d'augment, alors que le pouls avait déjà acquis son accroissement de fréquence : On devait donc admettre que ces deux effets ne dépendent pas l'un de l'autre, mais que la même cause, *l'irritation par anémie*, produit d'un côté la contraction vasculaire, de l'autre, l'excitation des nerfs moteurs cardiaques.

Mais, s'il en est ainsi, où devons-nous chercher le nerf moteur du cœur, en dehors du nerf vague, qui est coupé au cou ? Cet autre nerf cardiaque, ou ces nerfs, s'il y en a plusieurs, pourraient, si nous voulions nous permettre une hypothèse hardie, ne pas être excitables par des courants électriques, ou par des irritations mécaniques ; mais, quoi qu'il en soit, le moyen nous est maintenant offert pour les reconnaître, attendu que leur section doit, après l'occlusion des carotides, chez l'animal *atropinisé*, empêcher l'augmentation de la fréquence du pouls, lorsque préalablement le nerf vague sympathique (nous avons opéré spécialement sur des chiens et, quelquefois, sur des chats) a été coupé au cou. Ces nerfs peuvent se trouver, ou en dehors du système du nerf vague accesssoire, ou dans les ramifications, que donne le système du nerf pneumo-gastrique dans sa partie supérieure, avant de descendre dans la région cervicale, ramifications qui peuvent peut-être communiquer de diverses manières avec les nerfs du plexus cardiaque.

Notre premier soin fut de prouver que l'augmentation de fréquence qui nous occupe, est due réellement à l'action de nerfs, qui entrent dans le cœur, et est indépendante de l'élévation de la pression du sang. Cette preuve fut fournie par divers chats et un petit chien, chez lesquels on ouvrit la cavité thoracique, pendant qu'ils étaient sous l'influence du curare. L'occlusion des deux carotides produisait encore son effet complet. Nous détruisîmes ensuite, aussi bien que nous le pûmes, tous les nerfs cardiaques, avec un scalpel et avec l'ammoniaque. L'occlusion des carotides augmentait encore la pression, mais non plus la fréquence. Occasionnellement, nous vîmes que, pour obtenir cet effet, il n'est pas toujours nécessaire de détruire complètement les nerfs ; mais que le nerf vague étant coupé au cou (comme toujours), une destruction même incomplète suffisait, quelquefois, pour abolir l'augmentation de la fréquence. Probablement, dans ce cas, les ramifications qui contiennent les fibres accélératrices que nous cherchons, n'avaient pas été épargnées. Mais nous devons ajouter qu'une destruction limitée aux rameaux, qui sortent du ganglion cervical inférieur, et l'extirpation de ce même ganglion (ganglion étoilé de quelques auteurs) ne suffisaient pas pour empêcher, ou même pour diminuer l'augmentation de fréquence du pouls.

Lorsqu'il fut prouvé que c'était bien à l'action d'un nerf cardiaque, que nous avions à faire ici, nous examinâmes si ce pouvait être un nerf, qui naquît en dehors du système des nerfs vagues, et particulièrement si ce n'était pas une action du nerf grand-sympathique. Le ganglion cervical supérieur fut extirpé sur des chats; le ganglion cervical moyen sur des chiens; et le ganglion cervical inférieur, comme nous l'avons déjà dit, sur des chiens et des chats : l'augmentation se maintint. Une seule fois, cette augmentation manquait sur un chat, après l'extirpation du ganglion cervical supérieur; mais, dans ce cas, nous nous sommes convaincus, d'abord pendant l'opération, et plus tard par l'autopsie, que la lésion était trop étendue, et avait embrassé, en même temps, d'autres filaments nerveux. Dans d'autres expériences, on extirpa quelques autres portions inférieures du grand-sympathique, l'hypoglosse ou quelques nerfs cervicaux; on enleva le glosso-pharyngien; on accumula quelques-unes de ces lésions sur le même individu : l'augmentation se maintint. On comprend que nous aurions pu étendre beaucoup plus ces recherches, mais, après de telles indications, il nous paraissait beaucoup plus convenable de rechercher si les nerfs, en question, ne seraient pas des ramifications du système du nerf vague, que le tronc cervical du nerf ne contiendrait pas au cou. Nous avons noté déjà que des ramifications de ce genre peuvent exister, se rendant dans le nerf grand-sympathique; mais, dans ce cas-ci, le sympathique ne pouvait plus entrer en ligne de compte, puisqu'il était déjà prouvé que ni son tronc au cou, ni ses ganglions, ne contenaient les fibres cherchées.

Une expérience pouvait probablement décider la question, c'était l'extraction complète de l'accessoire. Comme nous savons que toutes les fibres motrices du nerf vague, connues jusqu'ici de nous, sauf quelques nerfs moteurs pharyngés, tirent leur origine de la portion inférieure, c'est-à-dire de l'accessoire, nous avons pratiqué l'extirpation de ce dernier sur divers chats; nous l'avons tentée aussi sur des chiens ; mais l'opération ne nous a réussi qu'un très petit nombre de fois. Après que l'animal avait été empoisonné par le curare, *atropinisé*, et soumis à la section des deux nerfs vagues au cou, l'occlusion des deux carotides ou d'une seule, pendant que l'autre était déviée dans le manomètre, donnait naissance, comme d'habitude, à une forte élévation de la pression, mais l'augmentation de la fréquence du pouls manquait entièrement ; et déjà, nous nous croyions certains que les nerfs, cherchés pendant si longtemps, devaient appartenir au système du nerf vague, quand une autre expérience mal réussie vint de nouveau éveiller des doutes. Chez un des animaux, l'extirpation de l'accessoire n'était bien faite que d'un côté ; de l'autre côté, les communications supérieures avec le vague persistaient, et, cependant, sur cet animal, préparé comme nous venons de l'indiquer, l'augmentation de fréquence du pouls n'en faisait pas moins défaut. On ne pouvait admettre qu'une lésion de l'accessoire, limitée seulement à ses racines inférieures, pût suffire pour empêcher l'augmentation de fréquence, dont il est question, parce qu'à l'occasion de l'examen des nerfs cervicaux, nous avions déjà détruit auparavant les racines inférieures de l'accessoire, sans empêcher l'augmentation du pouls. — La chose devint encore plus singulière, lorsque, dans diverses expériences, nous nous fûmes assurés qu'il suffisait de faire l'extirpation de l'accessoire d'un côté, sans toucher le moins du monde l'autre côté, pour empêcher l'augmentation de la fréquence, après l'occlusion des deux carotides de l'animal *atropinisé*.

Faisant pour le moment abstraction de ces faits singuliers, auxquels nous reviendrons dans le cours de ce mémoire, et qui paraissaient indiquer que, pour que l'occlusion des carotides eût pour conséquence de produire l'augmentation de la fréquence, l'action simultanée des nerfs accélérateurs des deux côtés était indispensable, nous devions conclure que le nerf que nous cherchions, appartenait aussi au système des nerfs vagues, et que ses racines se trouvaient dans l'accessoire. D'autres expériences nous ont prouvé que ces fibres n'existent pas dans le rameau externe de l'accessoire, qu'elles doivent donc probablement, avec le rameau interne, se mêler intimément au nerf vague, à moins qu'elles ne se trouvent dans d'autres petites anastomoses, que, pour le moment, nous laissons en dehors de la question, parce que nous avons à examiner si ces fibres ne peuvent pas être entrées dans le vague à la base du crâne, pour l'abandonner ensuite avant sa sortie de son second ganglion, ganglion du tronc, qui correspond au plexus ganglionaire de l'anatomie humaine.

Pour examiner cette question, il fallait couper le nerf vague, non pas au cou, mais au-dessus du second ganglion, sous la base du crâne : cette opération est facile sur le chat, mais plus difficile chez le chien. Le résultat de cette expérience n'était pas douteux. Après l'opération, pratiquée sans toucher aux autres nerfs visibles de l'animal *curarisé* et *atropinisé*, l'élévation de la pression se produisait après l'occlusion des carotides, mais l'augmentation de la fréquence manquait entièrement : le pouls était devenu, pour ainsi dire, comme invariable. Dans ces expériences, on ne fit pas la section des nerfs vagues au cou.

III

Les nerfs, dont nous nous occupons, doivent donc
accompagner le nerf vague jusqu'au niveau du second
ganglion, et puis le laisser, pour se réunir par une autre
voie au plexus cardiaque. Les différents nerfs qui sortent
du vague, au point indiqué, chez l'homme, se retrouvent
chez les carnivores, mais sont en partie réunis le long du
cou, dans la gaîne commune du nerf vague sympathique : de sorte qu'il reste seulement à prendre en considération le rameau pharyngien, qui pourrait, par des
anastomoses contenues dans les parois du pharynx,
avoir des rapports avec le plexus cardiaque et le rameau
laryngé supérieur, rameau qui, comme le savait déjà
Andersh pour l'homme, et comme cela a été confirmé
pendant ce siècle pour beaucoup de mammifères, envoie
au niveau du larynx, et dans l'intérieur de la masse
laryngée, un petit filet anastomotique, vers une ramification du laryngé inférieur. Les nerfs cardiaques pourraient suivre le cours de cette anastomose, puis courir,
dans le rameau récurrent, vers la cavité thoracique, et
là, ou entrer dans les rameaux déliés, que le récurrent
envoie au plexus cardiaque, et qui étaient déjà connus
d'Andersh et de Neubauer, ou rentrer de nouveau dans
le tronc du vague, pour en sortir presque immédiatement
dans ses rameaux cardiaques inférieurs. Nous pouvons
exclure les rameaux pharyngiens, parce que déjà dans
plusieurs des dernières expériences, mentionnées dans

le paragraphe précédent, nous avions coupé le nerf vague
au-dessous de ces rameaux, et l'occlusion des carotides
ne pouvait plus accélérer le pouls de l'animal *atropinisé*.
Quant aux anastomoses entre le nerf pharyngien supérieur et les rameaux pharyngiens, elles étaient à peine
à prendre en considération, parce que, chez les carnivores domestiques, elles sont très inconstantes. Nous
devions donc limiter les expériences à l'anse des nerfs
laryngés. Sur divers chiens, soumis à l'influence du
curare et de l'atropine, nous mîmes les nerfs laryngés
supérieurs, ou seulement leur rameau interne, dans une
anse de fil, pour pouvoir le retrouver rapidement; nous
coupâmes le nerf vague au cou, et, quand la fréquence
du pouls et la pression furent redevenues constantes,
nous fermâmes celle des carotides qui n'avait pas été
déviée dans le manomètre : le pouls et la pression aug-
mentèrent. On rouvrit l'artère et on répéta quelques fois
la même expérience, deux ou trois fois, pour avoir une
idée de l'augmentation de fréquence du pouls ; ensuite
on rouvrit les artères, on attendit le retour à l'état relativement normal du pouls, et enfin on coupa les nerfs
laryngés supérieurs. Cette section augmenta en général
un peu le pouls au premier moment ; l'augmentation
passa rapidement, et ensuite on ferma les carodites : la
pression du sang s'éleva, comme auparavant, mais l'augmentation de fréquence du pouls fit défaut. Sur quelques
animaux, ces expériences furent faites en coupant seulement un seul des nerfs laryngés supérieurs, et l'augmentation ne manqua pas moins. Les mêmes expériences
furent répétées sur d'autres animaux, en coupant, au lieu
des laryngés supérieurs, les nerfs récurrents à différente hauteur de leur trajet : l'effet était le même ; nous

étions donc dans la bonne voie. — Nous avons aussi exa-
miné si les fibres cardiaques, contenues dans les nerfs
laryngés, retournent, dans la cavité thoracique, vers le
tronc du nerf vague, ou si elles se trouvent dans les
rameaux cardiaques du laryngé récurrent. Nous avons
tenté une seule expérience à cet égard, qui nous a paru
indiquer qu'elles ne retournent pas au tronc du nerf
vague.

Une grande partie, peut-être la plus grande, des nerfs
excitateurs du cœur sort donc du nerf vague, au-dessous
de la région ioïdienne, mais il n'en reste pas moins encore dans le tronc de ce nerf, du moins dans la plus
grande partie des animaux examinés par nous, des fibres
excitatrices du cœur. Nous avions étudié auparavant
si les fibres motrices, maintenant découvertes, obéissent
seulement à l'irritation principale pratiquée par nous,
c'est-à-dire à l'anémie cérébrale, ou si, comme c'était
très probable, elles sont aussi excitables au moyen des
irritants ordinaires. Nous nous sommes servi de courants
induits, ou à direction alternante, ou à direction constante. L'interruption du premier genre de courant se
fit presque toujours avec l'interrupteur de Neeff, ou avec
une roue dentelée : il y avait toujours plus de 200 interruptions à la seconde. Lorsque, après la section du
nerf vague au cou, chez l'animal *atropinisé*, le pouls
était resté égal pendant six ou huit unités de temps,
nous faisions passer le courant tout-à-coup dans les deux
nerfs laryngés supérieurs ou inférieurs, et nous obser-
vâmes quelquefois une augmentation considérable de la
fréquence du pouls. Cette augmentation commençait
immédiatement avec l'irritation, mais ce n'était qu'après
trente ou quarante secondes, qu'elle était arrivée à son

maximum, et elle restait, avec de petites oscillations, stable jusqu'à la fin de l'irritation. Puis cette augmentation disparut avec plus de rapidité qu'elle ne s'était produite. Elle s'éleva d'autant plus rapidement que le courant était plus fort. Nous avons dit que cette augmentation était considérable, et elle l'était, en effet, en comparaison de celles que produit l'irritation du tronc du nerf vague au cou. Au lieu de vingt à vingt et une pulsations, qui existaient avant l'irritation, le courant excitateur du nerf nous en donnait, par exemple, vingt-quatre ou vingt-six ; rarement, l'augmentation n'était que de deux pulsations pour vingt. — Dans ce cas encore, l'augmentation ne faisait pas défaut.

Mais cette augmentation manquait absolument, si, après la section des nerfs récurrents, on irritait les nerfs laryngés supérieurs, ou si, avant l'irritation de la partie supérieure des récurrents, ces nerfs avaient été liés plus bas vers la cavité thoracique ; ce qui nous montre que l'effet observé n'était pas la conséquence d'une irritation *unipolaire*, dont l'existence, d'ailleurs, était peu probable, parce que les courants induits étaient toujours faibles. L'augmentation se montrait déjà après l'irritation d'un seul nerf récurrent, mais elle était alors inférieure à celle produite par l'irritation des nerfs des deux côtés.

L'augmentation momentanée et passagère qui se montrait généralement pendant quelques secondes, immédiatement après la section des nerfs mentionnés, montre que même l'irritation mécanique n'était pas sans effet.

Nous devons maintenant parler de l'effet de la section des nerfs accélérateurs sur la fréquence du pouls. Nous avons déjà cité le fait, que le pouls normal est produit par une irritation ou une action de la partie périphérique des nerfs, qui se trouvent dans l'intérieur du cœur. S'il en est ainsi, les nerfs accélérateurs ne peuvent qu'accélérer, mais non produire le rythme normal du cœur; et, s'ils ne le produisent pas, s'ils ne sont pas actifs dans le pouls normal, leur paralysie ne doit pas, nécessairement, modifier le pouls, pourvu que celui-ci corresponde à l'état absolu de repos. Ils ont donc tort ceux qui, se mettant en contradiction avec les principes généraux de la physiologie du système nerveux, s'attendent à ce que la section des nerfs moteurs du cœur doive toujours ralentir la fréquence du pouls. Mais on comprend que lorsque, par une excitation quelconque, les nerfs moteurs du cœur sont mis à un dégré même minime d'activité, leur paralysie, faisant cesser cette activité, doive ralentir le pouls. Nous avons observé l'influence de la section des vagues et des récurrents sur la fréquence des battements du cœur, sur un très grand nombre d'animaux. Généralement les animaux liés sur la table, sans qu'on les ait soumis à l'influence du curare, sont dans un certain état d'excitation : la section des récurrents nous donnait, non pas dans le premier moment, mais après quelque temps, une légère diminution du pouls. Cette diminution était naturellement beaucoup plus grande quand, avant la section, les animaux avaient été excités artificiellement. Cette excitation, nous l'avons produite, sur des animaux atropinisés, par l'occlusion des carotides : si, durant cette occlusion, quand le pouls était augmenté, on coupait un nerf récurrent ou laryngé supérieur, le pouls diminuait d'une manière très appréciable. La diminution était moindre et manquait quelquefois, rarement pourtant, si, sur ces animaux *atropinisés*, on coupait le nerf vague au cou.

Sur d'autres animaux, empoisonnés par l'atropine et le curare, nous avons employé la strychnine pour exciter les centres nerveux du système vasculaire. La strychnine, chez l'animal non *atropinisé*, ralentit généralement les mouvements cardiaques, pourvu qu'elle puisse agir par l'intermédiaire des fibres de la portion cervicale du nerf vague. Mais chez les animaux *atropinisés*, rendus immobiles par le curare, tout accès strychnique se manifeste par une forte augmentation du pouls et de la pression sanguine. Les nerfs moteurs doivent être dans un état d'irritation. Si, pendant un tel accès, visible au manomètre, on coupait les nerfs vagues au cou, le pouls diminuait de fréquence, et la diminution croissait pendant quelques unités de temps ; si le pouls redevenait presque stationnaire, il restait pourtant toujours plus fréquent qu'avant l'accès. Si ensuite on coupait les récurrents, la fréquence du pouls décroissait de nouveau rapidement, et plus considérablement qu'après la section des vagues au cou.

Nous avons employé de cette manière plusieurs substances excitantes, toujours après que l'atropine eut rendu le cœur indépendant de la pression du sang et de l'influence des nerfs d'arrêt, et nous avons toujours trouvé que la section des nerfs vagues et des récurrents, faite en même temps, ou successivement, diminuait la fréquence du pouls.

Comme l'atropine fait cesser l'action des nerfs d'arrêt, elle ne laisse dans le vague que les fibres cardiaques motrices, dont l'existence est alors mise en évidence par l'irritation galvanique. N'ayant plus à craindre l'influence du système d'arrêt, nous pouvions nous servir, dans ce cas, même pour le vague, de courants assez forts.

Nous nous sommes assurés que même l'irritation par la douleur, sur l'animal *atropinisé*, augmente encore la fréquence du pouls. Donc cette augmentation, observée pour la première fois par Magendie, et qui est accompagnée d'une élévation de la pression du sang, ne dépend pas de cette pression, et constitue une excitation, qui est dans une dépendance directe des centres moteurs du cœur dans la moëlle allongée. En effet, nous avons trouvé que, dans les conditions indiquées, la section des filets cardiaques du nerf vague et du récurrent laisse subsister l'élévation de la pression, et fait disparaître entièrement l'augmentation de la fréquence du pouls. Je ne puis décrire ici toutes les modifications, toutes les variations que j'introduisis dans l'exécution de ces expériences ; les faits que je viens d'exposer sont suffisants pour me permettre de conclure que, par les moyens d'excitation connus jusqu'ici, le système du nerf vague est le seul accélérateur des mouvements cardiaques, et que, hors du   ue accessoire, aucun autre nerf ne possède de fibres, dont l'irritation produise directement une augmentation de la fréquence du pouls. Ces fibres sont accompagnées, dans le tronc du nerf vague, par d'autres qui ralentissent le pouls ; dans la ramification du laryngé, les nerfs accélérateurs sont les seuls nerfs cardiaques, dont on puisse prouver l'existence (1).

    mparées entre elles, l'augmentation de fréquence, produite par l'excitation du laryngé, est supérieure à celle qui est la conséquence d'une irritation du tronc du nerf vague.

    Je puis, de plus, confirmer ce que j'ai déjà dit autre

(1) De nouvelles expériences ont été faites sur ce même sujet ; nous en signalons les résultats dans notre préface.

part, que toutes les fibres du nerf vague et du laryngé, qui influencent le mouvement cardiaque, proviennent de l'accessoire. Dans la nouvelle édition des *Leçons sur le Système nerveux encéphalique*, je me prononçai, dans une note, sur les cas en apparence exceptionnels, dans lesquels, après la destruction supposée complète de l'accessoire, on pouvait constater que le nerf vague conservait encore un reste d'influence sur le cœur, en qualité de nerf *d'arrêt* ou de nerf *accélérateur*.

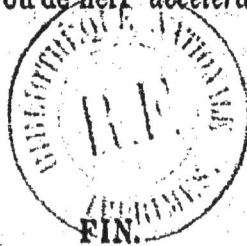

FIN.

BEAUNIS et **BOUCHARD**. Nouveaux éléments d'anatomie descriptive, et d'embryologie, par H. BEAUNIS, professeur à la Faculté de médecine de Nancy, et H. BOUCHARD, professeur agrégé à la Faculté de médecine de Nancy. *Deuxième édition*. Paris, 1873, 1 vol. grand in-8 de XVI-1104 pages avec 421 figures dessinées d'après nature, cartonné.   18 fr.

BERNARD (Cl.). Leçons de pathologie expérimentale. Paris, 1871, 1 vol. in-8 de 600 pages.   7 fr.
  Ces leçons forment la suite et le complément du Cours du Collège de France.

GUYON. Eléments de chirurgie clinique comprenant le dianoske chirurgical, les opérations en général, les méthodes opératoires, l'hygiène, le traitement des blessés et des opérés, par J.-C. Félix GUYON, chirurgien de l'hôpital Necker. 1873, in-8, 672 pages, avec figures.   12 fr.

KUSS. Cours de physiologie, professé à la Faculté de médecine de Strasbourg, rédigé par le docteur Mathias DUVAL. 2ᵉ édition. Paris, 1873, in-12 de XXXV-575 p., cart.   7 fr.

LETIEVANT. Traité des sections nerveuses et de leurs applications à la thérapeutique chirurgicale, par le docteur LETIEVANT, chirurgien des hôpitaux de Lyon, professeur à l'Ecole de Médecine. 1873, 1 vol. in-8 avec 20 fig.   8 fr.

LUYS (J.). Iconographie photographique des centres nerveux. *Ouvrage complet*. Paris, 1873, gr. in-4, 100 pages avec 70 photographies et 70 schémas lithographiés, cart.   150 fr.

RINDFLEISCH (EDOUARD). Traité d'histologie pathologique, traduit sur la seconde édition allemande et annoté par le docteur F. GROSS, professeur agrégé à la Faculté de médecine de Nancy. Paris, 1873, 1 vol. gr. in-8 de 789 pages, avec 260 figures.   14 fr.

ROBIN. Traité du microscope, son mode d'emploi, ses applications à l'étude des injections, à l'anatomie humaine et comparée, à l'anatomie médico-chirurgicale, à l'histoire naturelle animale et végétale et à l'économie agricole, par Ch. ROBIN, professeur à la Faculté de médecine de Paris, membre de l'Institut et de l'Académie de médecine. 1871, 1 vol. in-8 de 1028 pages, avec 317 figures et 3 planches, cartonné.   20 fr.

ROBIN. Anatomie et physiologie cellulaires, ou des cellules animales et végétales, du protoplasma et des éléments normaux et pathologiques qui en dérivent. Paris, 1873, 1 vol. in-8 de 640 pages, avec 83 fig., cart.   16 fr.

Marseille. — Imprimerie Centrale E. CAMOIN, rue Chevalier-Rose, 20.

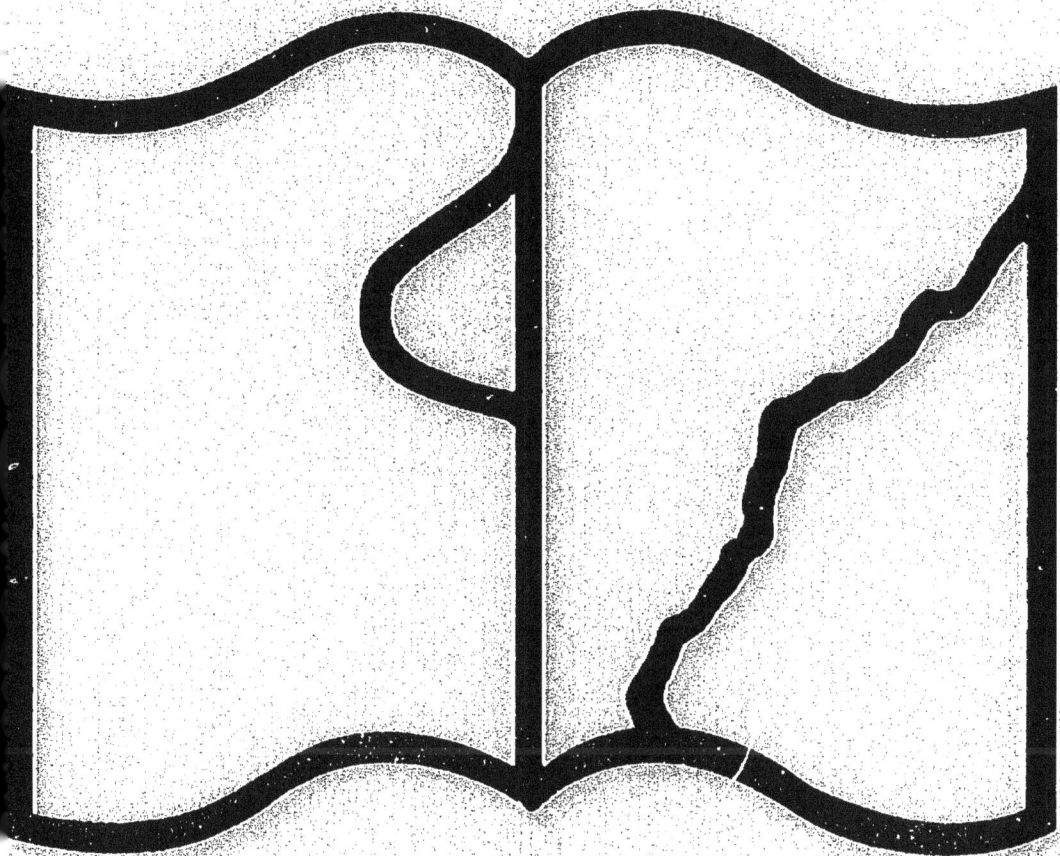

Texte détérioré — reliure défectueuse

NF Z 43-120-11

Contraste insuffisant

NF Z 43-120-14

www.ingramcontent.com/pod-product-compliance
Lightning Source LLC
Chambersburg PA
CBHW071448200326
41519CB00019B/5669